Table des matières

INTRODUCTION

Selon les statistiques disponibles, le sucre en quantités plus élevées est préjudiciable à notre santé, et la quantité élevée de calories dans le sucre peut rendre n'importe quelle réponse saine pas si saine. Dans ces moments-là, il est sage d'opter pour des alternatives naturelles. Une de ces alternatives importantes est le fruit du moine. Au fur et à mesure que l'on évite le sucre, les édulcorants alternatifs sont devenus plus réguliers. Un édulcorant populaire est l'édulcorant aux fruits de moine, également appelé extrait de fruit de moine.

L'édulcorant aux fruits de moine existe depuis des décennies, mais a récemment gagné en popularité car il est plus facilement disponible.

Il est naturel, ne contient aucune calorie et est 100 à 250 fois plus sucré que le sucre. On lui attribue également des propriétés antioxydantes.

Le fruit du moine est une petite courge verte qui ressemble à un melon. Il est cultivé en Asie du Sud-Est. Le fruit a été utilisé pour la première fois par les moines bouddhistes au 13ème siècle, d'où le nom inhabituel du fruit.

Les fruits de moine frais ne se conservent pas bien et ne sont pas réels. Le fruit du moine est généralement séché et utilisé pour faire des thés médicinaux. Les édulcorants aux fruits de moine sont fabriqués à partir de l'extrait de fruit. Ils peuvent être mélangés avec du dextrose ou d'autres ingrédients pour équilibrer la douceur.

L'extrait de fruit de moine est 150 à 200 fois plus sucré que le sucre. L'extrait contient zéro sodium, zéro sodium et zéro graisse. Cela en fait un édulcorant régulier pour les fabricants qui fabriquent des produits à faible teneur en sel et pour les consommateurs qui les mangent.

Aux États-Unis, les édulcorants fabriqués à partir de fruits de moine sont classés par la Food and Drug Administration (FDA) des États-Unis comme «génériquement reconnu comme sûr» ou GRAS.

Le fruit du moine a augmenté de façon régulière au cours des dernières années. Il est souvent utilisé comme édulcorant alternatif et a été classé comme sain par la majorité de la population, mais est-il vraiment sain ?

Ce livre vous dit tout ce que vous devez savoir sur les fruits du moine.

Aperçu de l'édulcorant aux fruits de moine

L'édulcorant aux fruits de moine est fabriqué à partir d'extrait dérivé de fruits séchés. L'extrait est 150 à 250 fois plus sucré que le sucre de table, a zéro salories et sarbs, et n'augmente pas les niveaux de glucose sanguin. La plupart des édulcorants non nutritifs peuvent provoquer des effets secondaires comme des gaz, des ballonnements ou des réactions allergiques. Et certains édulcorants artificiels comme Equal et Splenda sont controversés. Dans le cas des édulcorants aux fruits de moine, il n'y a pas d'effets connus. La Food and Drug Administration a estimé que les fruits du moine étaient «généralement reconnus comme sûrs (GRAS)» pour tout le monde, y compris les femmes enceintes et les enfants. Même ainsi, parce que le fruit du moine est relativement nouveau sur le marché des masses, il n'y a pas d'études scientifiques sur les effets de nous à long terme e.

Le fruit du moine est un petit fruit rond de la famille des courges, également connu sous le nom de Luo Han Guo, du nom des moines Luo Han qui l'ont inventé. Il a gagné le nom de "fruit des immortels" parce qu'on pensait qu'il était le secret de la longévité. Le fruit du moine existe depuis des siècles et est un édulcorant naturel incomparable, semblable à du sucre, sans sodium, sans plomb et qui n'augmente pas la glycémie. Il est riche en antioxydants indésirables appelés mogrosides, ce qui le rend 100 à 250 fois plus sucré que le sucre de table blanc. L'édulcorant est créé en enlevant les graines et la peau du fruit et en l'écrasant pour recueillir le jus, qui est ensuite séché dans un rameur concentré. Pendant le traitement, les mogrosides sont séparés du jus fraîchement pressé. Par conséquent, l'édulcorant aux fruits des moines ne contient pas de frustose ou de glu. Cependant, contrairement à la plupart des fruits, les sucres naturels contenus dans les fruits de moine ne sont pas responsables de leur douceur. Le fruit du moine tire sa douceur intense des antioxydants indus appelés mogrosides, et non de son sucre naturel dans le fruit.

Il a été approuvé par la FDA en 2010 et l'extrait est maintenant utilisé comme édulcorant autonome, un ingrédient dans les aliments et les boissons, un exhausteur de goût et un composant de mélanges sucrés. De nombreux fabricants mélangent l'édulcorant aux fruits des moines avec d'autres produits naturels, tels que l'inuline ou l'érythritol, pour réduire l'intensité de f la douceur. Cela peut aider à la gestion du poids, certaines études montrent que les mogrosides ont des propriétés antioxydantes et anti-inflammatoires. Le fruit de moine est un excellent substitut au sucre raffiné et est également doté d'avantages antioxydants supplémentaires. Remplacer le sucre par des édulcorants naturels tels que l'honeu, le marle surur ou le sucre de sosonut est bon, mais rappelez-vous qu'ils sont naturellement sucrés. Les nerfs sont toujours des formes de sucre, alors faites attention de ne pas en faire trop. Quand il s'agit de fruits de moine, c'est une autre histoire, un substitut de sucre abusif pas comme les autres. La plupart des édulcorants non nutritifs peuvent provoquer des effets secondaires comme des gaz, des ballonnements ou des réactions allergiques et certains effets secondaires artificiels. eeteners comme Edual, Stevia et Splenda sont vrais. Dans le cas des édulcorants aux fruits de moine, il n'y a pas d'effets secondaires connus. Manger des aliments entiers et non transformés est idéal et constitue le meilleur moyen d'éviter les sucres raffinés, mais il existe des ordonnances saines acceptables pour quand vous voulez la douceur du sucre. .

Dans l'ensemble, le sucre raffiné n'est pas bénéfique pour votre corps et votre santé optimale. Il est préférable d'éliminer le sucre transformé de votre alimentation. L'extrait de fruit de moine insorrorant peut vous aider à atteindre l'objectif. Bien que cela puisse sembler difficile au début, une fois que votre corps s'en est détoxifié, vous aurez moins de fringales et cela et plus facile tous les jours.

Le fruit du moine est un petit fruit rond originaire du sud de la Chine. L'édulcorant aux fruits de moine provient du mogroside, qui est la partie la plus sucrée du fruit.

Pour faire du fruit du moine un édulcorant, les fabricants écrasent le fruit du moine, en extraient son jus, puis en extraient sa mogrosse du jus. "Les mogrosides de fruits de moine ont un goût plus de 100 fois plus sucré que le sucre, mais ils n'ont pas de calories", explique le Dr. Libérateur.

Certaines preuves suggèrent que les mogrosides dans les fruits de moine contiennent des antioxydants bons pour vous. Couramment présents dans les aliments végétaux, les antioxydants combattent les radicaux libres qui peuvent entraîner des problèmes de santé comme le cancer et les maladies cardiaques.

Mais il n'y a pas d'études qui confirment que l'extrait de fruit de moine pourrait améliorer votre santé. "Le fruit du moine est nouveau sur le marché américain et nous n'avons aucune preuve solide de ses bienfaits pour la santé", a déclaré le Dr. Libérateur.

Le fruit du moine peut-il vous aider à perdre du poids ?

Manger moins de sucre pourrait vous aider à perdre du poids si vous le combinez avec d'autres mesures de perte de poids. "Le sucre est une source de calories vides, qui sont des calories sans avantage nutritionnel", explique le Dr. Libérateur. "Récupérer du sucre avec des fruits de moine est un bon moyen de réduire ces calories vides."

Mais les alternatives au sucre ne sont pas le moyen le plus rapide de perdre du poids. En fait, certaines études ont montré que certains édulcorants peuvent contribuer à la prise de poids en créant une envie de sucre et une dépendance.

"Concentrez-vous sur votre alimentation globale si vous voulez perdre du poids ou perdre du poids", explique le Dr. Libérateur. "Ne comptez pas uniquement sur une dent sucrée pour améliorer votre santé ou votre santé avec une perte de poids."

Le fruit du moine est-il sans danger ?

Le fruit de moine a reçu la désignation «généralement reconnu comme sûr» (GRAS) de la part de la Food and Drug Administration des États-Unis. Il n'a pas non plus d'effets secondaires signalés.

Mais utilisez des fruits de moine - ou tout édulcorant - en quantité modérée. Ce n'est pas parce que c'est du GRAS que vous devriez en consommer beaucoup chaque jour, note le Dr. Libérateur.

"Le fruit du moine est une bonne portion pour réduire la consommation de sucre", dit-il. "Mais au lieu de consommer beaucoup d'édulcorants sans calories, concentrez-vous sur la consommation de fruits, de légumes et de grains entiers. Ces aliments contiennent des vitamines, des minéraux et d'autres nutriments dont vous avez besoin pour une bonne santé.

Et lisez la liste des ingrédients sur l'étiquette avant d'acheter des édulcorants aux fruits de moine. De nombreux produits combinent d'autres édulcorants avec de l'extrait de fruit de moine - même si le produit est appelé "fruit de moine pur". Certains contiennent de l'érythritol, un alcool sucré qui peut provoquer des ballonnements ou des maux d'estomac chez certaines personnes.

Qu'est-ce que les édulcorants aux fruits de moine ?

Le fruit du moine, également connu sous le nom de fruit Swingle, est un petit fruit rond originaire du sud de la Chine. Les édulcorants aux fruits de moine sont des édulcorants sans calories qui peuvent être utilisés pour réduire l'apport de sucres ajoutés, tout en fournissant une satisfaction rapide à e Njow cela de quelque chose d'humide. Certains des édulcorants de cette catégorie sont considérés comme peu sucrés - comme par exemple, et d'autres ne le sont pas. lori (par exemple, les édulcorants aux fruits des moines, les édulcorants à base de stevia). Cependant, ils sont souvent appelés substituts du sucre, édulcorants intenses, édulcorants non nutritifs, édulcorants à faible et sans sel ou édulcorants à faible teneur en sucre.

Comme les autres édulcorants non salor, les édulcorants aux fruits de moine sont intensément sucrés. Les édulcorants aux fruits de moine vont de 150 à 200 fois plus sucrés que le sucre, et en tant que telles, seules de petites quantités sont nécessaires dans un produit pour éduquer 1 la douceur apportée par le sucre. Les édulcorants aux fruits de moine peuvent être utilisés dans une large gamme de boissons et d'aliments comme les boissons gazeuses, les jus de fruits, les produits laitiers, les desserts, les bonbons, etc. ndiments. Parce qu'ils sont stables à des températures élevées, les édulcorants aux fruits de moine peuvent être utilisés dans les produits de boulangerie. Cependant, une recette qui utilise des édulcorants de fruits de moine dans le sucre peut s'avérer légèrement différente en raison de l'ajout de douceur, le sucre joue plusieurs rôles dans les recettes liées au volume et à la texture, mais cela varie en fonction de la nature de la recette.

Comment sont produits les édulcorants aux fruits de moine ?

Le fruit du moine est utilisé depuis des siècles dans la médecine orientale à la fois comme aide à la vente et à la digestion. Des extras de fruits de moine sont également utilisés dans les édulcorants en comprimés et pour édulcorer les aliments et les boissons transformés. Les édulcorants aux fruits de moine sont produits en enlevant les graines et la peau du fruit, en écrasant le fruit, puis en filtrant et en extrayant son sucré se transforme en une forme liquide et ramassée. Au cours de la production d'édulcorants aux fruits de moine, l'extrait de fruit de moine est souvent mélangé avec de l'érythritol afin de goûter et de ressembler à sucre de table. Erúthritol est une ture de polyol, également appelée alcool de sucre, qui contient zéro salaire.

Les momrounds qui donnent à l'extrait de fruit de moine sa douceur sont mogrossides, qui consistent en une ossature dorsale mogrol avec du glu certaines unités (glucosides) y sont attachées. Le principal mogroside dans les édulcorants aux fruits de moine est le mogroside V. La plupart de ce que l'on sait sur la façon dont les mogrosides sont métabolisés études réalisées sur des animaux. On pense que les animaux métabolisent les mogrosides de la même manière ou de la même manière que les humains. Les mogrosides ne sont pas absorbés dans le tractus gastro-intestinal, ils ne fournissent donc pas de salaires. Lorsque les mogrosides atteignent le côlon, les microbes intestinaux éliminent les molécules de glucose et les utilisent comme source d'énergie. Le mogrol et certains métabolites sont alors extraits du tractus gastro-intestinal, et de petites quantités sont absorbées dans le sang et excrétées par celui-ci. n l'urine. Certains édulcorants aux fruits de moine sont l'érythritol. L'éruthritol est rapidement absorbé dans l'intestin grêle et la majeure partie est excrétée à 80-90 % dans l'urine en 24 heures.

OUI. Les extraits de fruits de moine sont généralement reconnus comme sûrs (GRAS), une catégorie de processus d'examen réglementaire utilisée par la Food and Drug Administration (FDA) des États-Unis. La FDA répertorie également l'érythritol comme GRAS pour une utilisation dans une variété d'aliments et de boissons. GRAS nécessite un consensus d'experts sur le fait qu'un ingrédient alimentaire est sans danger pour l'usage auquel il est destiné. En 2010, la FDA a répondu sans objection à la première notification GRAS soumise sur des extraits de fruits de moine - dont le nom scientifique est Siraitia gro svenori. L'Autorité européenne de sécurité des aliments (EFSA) publiée en 2019 a déclaré que les données étaient alors insuffisantes pour permettre à l'EFSA de prendre une décision sur la sécurité de l'utilisation d'extraits de fruits de moine dans les aliments. La sécurité de l'extrait de fruit de moine a été confirmée par les agences de santé dans les pays du monde, y compris : la Chine, le ministère de la santé de Jaran, le travail and Welfare, Food Standards Australia New Zeal. and (FSANZ) and Health Canada, qui l'autorisent à être sachets sucrés uniquement. Dans son arrivée à l'utilisation d'extraits de fruits de moine comme édulcorant, FSANZ a une histoire d'utilisation sûre en Chine, au Canada, à Jaran et au e US, et aucune preuve d'effets indésirables dans les études sur l'homme en consommant jusqu'à 60 milligras (mg) de fruit de moine extrant r kilogramme (kg) de poids corporel r r dau. Dans les études sur les animaux, nourrir des niveaux extrêmement élevés d'extrait de fruit de moine (par exemple, 2 500 à 7 000 mg d'extrait de fruit de moine par kg de poids corporel). chaque jour), les effets indésirables n'ont pas été clairs.

L'extrait de fruit de moine est actuellement autorisé pour une utilisation dans plus de 60 pays, mais une dose journalière acceptable (DJA) n'a pas été établie. est perdu. La DJA représente généralement une quantité 100 fois inférieure à la quantité d'une substance trouvée pour obtenir un avertissement non observé. niveau d'effet secondaire dans les études de toxicologie. Selon la FDA, il existe plusieurs raisons pour lesquelles une DJA pourrait ne pas être établie pour une substance, y compris des preuves de sécurité à des niveaux de consommation bien supérieurs à la quantité nécessaire pour sucrer un aliment ou une boisson.

Quel est le nom?

La dose journalière acceptable, ou DJA, est la dose quotidienne moyenne sur une durée de vie qui est censée être sûre sur la base de recherches importantes. Il est dérivé de la détermination du niveau de non-publicité observé, ou NOAEL, qui est le niveau d'apport le plus élevé qui n'a pas d'effets indésirables dans les études sur la vie dans des modèles animaux. niveau qui n'a pas d'effets néfastes dans les études sur la toxicomanie et une marge de sécurité qui aide à garantir que les apports humains seront sûrs .

Qu'est-ce que gras ?

Les ingrédients alimentaires dont l'utilisation est autorisée aux États-Unis appartiennent à l'une des deux catégories suivantes : les additifs alimentaires, qui nécessitent un examen préalable. obtenir l'approbation de la FDA ; ou des ingrédients généralement reconnus comme sûrs (GRAS). Qu'il s'agisse de GRAS ou d'un additif alimentaire, les ingrédients alimentaires doivent être sûrs et doivent répondre aux mêmes normes élevées de sécurité alimentaire. Pour être considéré GRAS, un ingrédient doit répondre à l'un des deux critères suivants :

- Une histoire d'utilisation sûre a été établie et un nombre important de personnes ont consommé l'ingrédient avant l'en la loi de 1958 sur les médicaments et les cosmétiques alimentaires ; ou

- Les données scientifiques et les informations sur la sécurité et l'utilisation de l'ingrédient sont largement connues et accessibles au public certains articles, documents d'orientation, etc., avec un consensus parmi les experts scientifiques sur le fait que l'ingrédient est sans danger pour sa destination utiliser.

Les enfants peuvent-ils consommer des édulcorants au fruit de moine ?

OUI. Bien qu'aucune recherche n'ait été publiée sur la consommation d'édulcorants aux fruits de moine chez les enfants, aucun effet négatif sur la santé n'a été démontré chez les modèles animaux ou chez les adultes. est consommé ou Apport de sucre ajouté. Les édulcorants aux fruits de moine ne sont pas fermentables comme les sucres et l'éruthritol n'est pas cariogène, ce qui signifie qu'il ne favorise pas la carie dentaire. En mettant l'accent sur la réduction de la consommation de sucres ajoutés ces derniers jours, le nombre de produits alimentaires et de boissons proposant des édulcorants hypocaloriques a augmenté. La recherche observationnelle menée auprès d'enfants et d'adultes américains a montré une augmentation du nombre de personnes rapportant quotidiennement les produits contenant des édulcorants à faible teneur en sel ; Néanmoins, la consommation actuelle de chaque édulcorant à faible teneur en calories est considérée comme étant bien à des niveaux acceptables, à la fois dans le monde et aux États-Unis.

L'American Heart Association (AHA) déconseille aux enfants de consommer régulièrement des boissons contenant du sucre peu calorique r; au lieu de cela, l'AHA recommande l'eau et d'autres boissons non sucrées telles que le lait nature. L'une des exceptions notables dans l'avis scientifique de l'AHA 2018 est faite pour les enfants atteints de diabète, dont la gestion de la glycémie peut être bénéfique en consommant des boissons sucrées à faible teneur en calories remplace les variétés sucrées à l'ugar. Citant une absence de données, la déclaration de 2019 de l'American Academy of Pediatrics (AAP) ne recommande pas aux enfants de moins de deux ans de consommer des aliments contenant en moyenne des édulcorants à faible teneur en sel. La déclaration de rolisu du PAA 2019 reconnaît cependant les avantages potentiels des édulcorants peu caloriques pour les enfants; Salaire de Thotte Bendefyng Saboryng (discours parmi Shi), obésité Нестансуу), dilatation N WTT TERE 1 ET Ture 2. Les directives alimentaires 2020-2025 pour les Américains (DGA) ne recommandent pas la consommation de perte d'édulcorants peu caloriques ou d'aded sucres par les enfants de moins de deux ans. Cette recommandation de la DGA n'est pas liée au poids corporel, au diabète ou à la sécurité des sucres ajoutés ou des édulcorants hypocaloriques ; au lieu de cela, il est prévu d'éviter que les nourrissons et les tout-petits ne développent une préférence pour les aliments trop sucrés pendant ce format phase.

Les édulcorants aux fruits de moine se présentent sous forme de poudre ou de liquide. Si vous cherchez à remplacer le sucre par une alternative plus naturelle, essayez ceci :

- Ajoutez-le à votre téléphone et à votre thé comme édulcorant.
- Remplacez-le par du sucre dans la pâtisserie.
- Saupoudrez-le sur les produits du petit-déjeuner comme les flocons d'avoine ou la gourde.
- Incorporez-le dans des vinaigrettes.
- Whirl it dans le glaçage ou une souris.

La saveur ultra-douce du fruit du moine signifie qu'un peu va un long chemin. Et parce que chaque produit est différent, lisez les instructions de l'emballage avant de l'ajouter à vos recettes préférées. Ce n'est peut-être pas un produit pour un produit équivalent au sucre.

Utilisez les fruits de moine avec modération

L'extrait de fruit de moine n'est pas un miracle pour la santé, mais c'est une bonne chose quand vous voulez vraiment quelque chose de sucré. Si vous aimez le sucré, les fruits de moine peuvent vous aider à savourer des aliments sucrés et des boissons sans sucre. "Mais n'exagérez pas", a déclaré le Dr. Libérateur. "Buvez beaucoup d'eau plate ou de thé et mangez des aliments naturels sans goût ultra-doux. Au fil du temps, vos papilles s'adaptent et vous n'aurez peut-être pas besoin d'utiliser autant d'édulcorants.

Vous pouvez utiliser des édulcorants aux fruits de moine pour adoucir presque n'importe quoi, y compris :

- café
- thé chaud, thé glacé ou limonade
- vinaigrettes
- sauces

- adoucit

- glaçages

- yaourt

- flocons d'avoine ou autres céréales chaudes

Recettes de fruits de moine

Les édulcorants aux fruits de moine sont thermostables et peuvent être utilisés en toute sécurité dans les produits de boulangerie. Certaines marques, comme Monk Fruit In The Raw Bakers Bag, contiennent également du dextrose pour réduire le goût sucré. Ces mélanges peuvent être remplacés par du sucre, par exemple une tasse dans les recettes. Vous devrez peut-être expérimenter pour voir si vous avez besoin de plus ou de moins pour satisfaire vos papilles. Voici quelques recettes pour vous aider à démarrer.

Pain aux carottes et à l'orange

Si vous êtes un fan de saké de carotte, vous adorerez ce pain sain et délicieux composé de farine d'amande, d'édulcorant aux fruits de moine, de carottes râpées, de fruits et de jus d'orange frais. Obtenez la recette.

Brownies au chocolat aux fruits de moine

C'est aussi lent pour la santé qu'un brownie décadent est susceptible d'obtenir. La base de chocolat est sucrée avec des fruits de moine et le glaçage est rempli d'ingrédients surprenants comme l'avocat, les dattes et le yaourt. Obtenez la recette.

Amandes caramélisées sans sucre

Vous aimez l'association du sucré et du salé ? Préparez ces amandes fumées et salées imbibées d'un mélange d'édulcorant aux fruits de moine, de cannelle et de vanille. Obtenez la recette.

Glaçage crème

Cette recette mise à jour offre une nouvelle version d'un classique. C'est génial pour les cupcakes, les gâteaux et les petits pains, ou même comme un délicieux fruit. Combinez l'édulcorant aux fruits de moine, le fromage à la crème, le beurre et la vanille pour une gâterie sucrée. Obtenez la solution.

Des recherches supplémentaires sont nécessaires pour explorer les effets complets sur la santé des fruits de moine. Pourtant, cela semble être un bon choix pour les personnes atteintes de diabète et pour tous ceux qui souhaitent limiter le sucre alimentaire. Il y a beaucoup de revendications sur la capacité du fruit à guérir le cancer et d'autres maladies, mais la recherche n'est pas encore en place pour sauvegardez-les. La recherche renvoyée révèle que de nombreux édulcorants non nutritifs affectent la bactérie intestinale et la muqueuse des intestins. Il n'est pas encore clair pour le moment comment la transformation de l'extrait de fruit de moine en un édulcorant non nutritif peut altérer votre santé. Si vous êtes intéressé à remplacer les fruits des moines par du sucre dans certaines de vos recettes préférées ou dans votre café du matin, tru ça ! Assurez-vous simplement de discuter d'abord de vos problèmes de santé concernant le sucre avec votre médecin.

Meilleurs édulcorants aux fruits de moine

Édulcorant aux fruits de Lakanto

Il existe dans une variété de tailles et de formes, mais celui-ci en particulier est un édulcorant granulé conçu pour ressembler au sucre blanc. Il ne contient absolument pas de calories et pas de glucides, ce qui en fait le choix idéal pour les personnes à la diète. En parlant de régimes, il est compatible avec tant de régimes et de régimes alimentaires tels que végétalien, céto, candida, paléo, diabétique, faible en glucides, faible en sucre et sans OGM. Il est également entièrement naturel, il est donc parfait pour ceux qui essaient de ne manger que des produits naturels. Vous pouvez l'utiliser dans toutes vos pâtisseries préférées pour fournir des friandises moins caloriques ou l'utiliser à la place du sucre le matin. café. Il correspond à la douceur du sucre pour le sucre. Les dix ingrédients sont des fruits de moine et de l'érythritol, vous pouvez donc être tranquille en sachant qu'il n'y a pas d'additifs ou d'édulcorants nocifs dans éclairé.

Avantages

- Il n'altère en aucune façon la glycémie, ce qui en fait l'édulcorant le plus recommandé pour les diabétiques.
- Il n'y a pas d'amertume après coup
- Il n'a pas d'effets indésirables (certains édulcorants peuvent provoquer des effets laxatifs)

- Il cuit comme le sucre, ce qui le rend parfait pour les amateurs de bonne boulangerie qui cherchent à réduire leur consommation de sucre.
- C'est tout naturel

Les inconvénients

- Certaines personnes trouveront que le rapport 1:1 est inexact. Beaucoup de personnes ont dû utiliser 2 cs de cet édulcorant pour 1 cs de sucre. Vous devez garder cela à l'esprit, surtout lorsque vous cuisinez avec.

Whole Earth Stevia & Moine Édulcorant à Base de Plantes

Ce produit édulcorant est un mélange de Stevia et d'édulcorant aux fruits de moine. Ce sont des sachets séparés d'édulcorants en poudre, ce qui signifie que vous pouvez les emporter partout où ils vont. Comme ils sont en petits paquets, ils sont plus adaptés pour être ajoutés aux boissons et au yaourt que pour la cuisson et la cuisson qui auraient besoin de beaucoup de antiques. Ils sont un excellent édulcorant naturel pour ajouter le goût du sucre sans les calories ou les glucides supplémentaires. Comme avec d'autres édulcorants aux fruits de moine, celui-ci convient à une grande variété de régimes différents tels que le faible taux de sucre ts, régime raleo, régime céto et régime à base de plantes.

Avantages

- Un produit de grande taille pour voyager car vous pouvez emporter les sachets individuels avec vous où que vous alliez
- La stévia est très sucrée tout en garantissant qu'elle reste à base de plantes et naturelle
- Zepo calorizes pour que vous puissiez sans culpabilité sucrer vos boissons préférées
- Но странге afterтасте

Les inconvénients

Parce qu'ils sont individuels, ils peuvent ne pas être le meilleur choix pour les personnes qui veulent les utiliser pour la cuisson et autres tous les jours. utilise.

Édulcorant aux fruits de moine So Nourished avec Eruthritol

Nous étions de grands fans de cet édulcorant de la marque So feeding. Ce n'est pas de deux autres autres si peu de temps si vous ne savez pas - il est donc possible de faire un moindre moique pour le moine de moi. Cette particularité est leur édulcorant granulé. Cet édulcorant aux fruits de moine a ajouté de l'éruthritol qui est un alcool de sucre naturel à ajouter à la douceur. C'est zéro salaire et zéro coût, ce qui en fait le choix le plus judicieux pour les consommateurs consciencieux. Nous aimons que cet édulcorant soit fait avec la cuisson à l'esprit. Vous serez à peine capable de faire la différence entre ceci et le sucre dans vos gâteaux et pâtisseries. Il ne laisse presque pas d'arrière-goût et n'a pas d'amertume, contrairement à certains édulcorants. Il est biologique et sans OGM. Il a également absolument zéro glucide, ce qui le rend idéal pour les diabétiques et ceux qui ont un faible régime sarb.

Avantages

- Il est parfait pour les boissons et la pâtisserie, ce qui en fait un excellent dessert

- Pas de goût amer

- Il se dissout encore mieux que le sucre

- Il est idéal pour le régime céto car il n'affecte pas la glycémie.

Les inconvénients

- Il y a un niveau élevé d'érythritol dans cet édulcorant. Bien que l'éruthritol soit sûr, en grande quantité, il peut causer des problèmes digestifs tels que des ballonnements et des effets laxatifs. alors gardez cela à l'esprit si vous avez un estomac assez sensible

Édulcorant supplémentaire aux fruits de moine Lakanto Li uid

C'est le premier édulcorant aux fruits de moine liduid sur notre liste et c'est un bon en plus! La forme liquide en fait un excellent édulcorant pour les boissons, les smoothies, les flocons d'avoine et les céréales. Il est exempt d'érythritol et sera donc idéal pour ceux qui ont des estomacs sensibles et des intolérances aux alcools de sucre. Il se décline en quatre saveurs différentes - originale, vanille, chocolat et citron - vous pouvez donc certainement trouver quelque chose à votre goût. astre. C'est la taille idéale à emporter avec vous au travail ou en voyage, car vous pouvez simplement saisir la bouteille et partir. Comme la plupart des autres édulcorants aux fruits des moines, il est parfait pour une gamme de régimes tels que le paléo, le céto, le végétalien, le candida et d ibétique.

Avantages

- Le liduide est très facile à utiliser
- Il se décline en 4 saveurs
- Idéal pour un éventail de besoins diététiques
- La meilleure option pour les boissons

Les inconvénients

- L'emballage pour ce n'est pas le meilleur. Le couvercle peut facilement se desserrer, ce qui peut indiquer un problème si vous souhaitez le prendre dans votre sac à main.

Monk Zero - Édulcorant aux fruits de moine

Monk Zero propose un produit qui cuit, cuit et a le goût du sucre, et nous devons être d'accord. Vous pouvez l'utiliser pour toutes vos friandises préférées telles que les brownies, la crème, les gâteaux, les biscuits et mes mops sans la canette ajoutée. lores de sucre. Remplacez simplement le sucre dans la recette par la même quantité. La marque déclare que le rapport de l'édulcorant aux fruits de moine au sucre est de 1:1. Cela signifie que pour une cuillère à café de sucre, vous pouvez utiliser une cuillère à café d'édulcorant aux fruits de moine pour la même quantité de douceur. Il est doux pour les dents car il ne causera pas de caries et convient à une gamme de différents régimes tels que sans OGM, végétalien, céto, et sans gluten. Il est mélangé avec de l'érythritol pour un goût plus propre et plus sucré et promet qu'il n'y aura pas un après-goût plus amer. C'est aussi un édulcorant granulé pour cette vraie sensation de sucre

Avantages

- Ressemble et a le goût du sucre
- Il cuit bien dans toutes vos friandises préférées
- Le rapport est de 1:1, ce qui signifie que vous pouvez utiliser la même quantité que vous utiliseriez avec du vrai sucre.

- Cela ne provoquera pas de pics de sucre dans le sang

Inconvénients

- Certains clients ont commenté qu'il avait moins le goût de fruit de moine et plus d'érythritol. Ils semblent goûter beaucoup plus ce dernier.

Édulcorant aux fruits de moine en poudre So Nourished avec de l'érythritol

C'est le deuxième produit de So Nourished sur notre liste. Cette version est leur version en poudre et elle nous rappelle le sucre des confiseurs. Comme le titre l'indique, il est également mélangé avec de l'érythritol pour le coup de pied sucré ajouté, ce qui en fait le substitut idéal pour les sirops et du sucre dans vos boissons chaudes et vos desserts. Il ne contient aucune calorie et est également idéal pour les personnes à la diète faible en glucides. De plus, c'est le choix parfait pour les diabétiques. Il est également végétalien et utilise des ingrédients sans OGM. Un gagnant tout autour, nous pensons!

- Édulcorant en poudre pour se dissoudre facilement dans les liquides et les boissons chaudes
- Convient à une variété de régimes, y compris les diabétiques et les végétaliens
- Un excellent substitut du sucre pour la cuisson
- Il vient avec une recette EBook pour l'inspiration

Inconvénients

- Certaines personnes détectent un «refroidissement» après goût dans cet édulcorant qui est dû à l'érythritol car il s'agit d'une forme d'alcool de sucre.

Édulcorant aux fruits de moine Health Garden

Le dernier édulcorant aux fruits de moine sur notre liste est celui-ci par Health Garden. Cet édulcorant doré est fait pour ressembler à du sucre brun ou demerara, ce qui en fait un excellent substitut pour ces deux ainsi que pour le sucre ordinaire. ar sucre. Le système digestif peut le métaboliser facilement et il n'a pas d'effet sur la glycémie. Cela signifie qu'il est parfait pour les personnes diabétiques. Il cuit bien et peut également être utilisé dans les boissons chaudes en remplacement quotidien du sucre et de l'édulcorant artificiel. Il est 100% naturel et contient des fruits de moine et de l'érythritol. Le taux de conversion est de 1:1, ce qui signifie qu'une cuillère à café d'édulcorant aux fruits de moine de Health Garden est égale à une cuillère à café de sucre.

Avantages

- Un excellent substitut du sucre brun et demerara en raison de son âge d'or.
- Contient des antioxydants naturels
- Excellent comme édulcorant quotidien

Les inconvénients

- Il est granulé donc ce n'est pas exactement comme la cassonade en termes de texture.
- Guide d'achat des meilleurs édulcorants aux fruits de moine
- Il y a un certain nombre de choses que vous devez garder à l'esprit avant d'acheter votre fruit de moine.

La forme de l'édulcorant

Les édulcorants se présentent sous différentes formes. Différentes formes sont adaptées à différentes utilisations. De nombreux édulcorants sont conçus pour ressembler au sucre blanc, car ils ont tendance à être utilisés comme substitut du sucre blanc. Les édulcorants aux fruits de moine ne sont pas différents. Vous pouvez utiliser un édulcorant aux fruits de moine granulé qui ressemble beaucoup au sucre. Généralement, pour qu'il ait l'air granulé, les fabricants doivent ajouter d'autres ingrédients tels que la maltodextrine ou l'érythritol. Il en va de même pour la forme en poudre. Les édulcorants aux fruits de moine en poudre ont généralement d'autres substances qui leur sont ajoutées afin d'obtenir cet aspect poudré. Vous pouvez également obtenir des édulcorants aux fruits de moine sous forme liquide. Ceux-ci ont tendance à être totalement naturels sans aucun additif, mais peuvent ne pas être la meilleure option si vous voulez l'édulcorant pour mettre des céréales séchées ou des fruits. Certains édulcorants se présentent également sous forme de comprimés ou de sarsule. Nous n'avons présenté aucun de ceux-ci sur notre liste car nous avons trouvé que les autres formes étaient bien meilleures, cependant, celles-ci existent toujours et peuvent vous convenir si vous êtes nous les utilisons uniquement pour les boissons chaudes.

Tout additif

Nous avons mentionné beaucoup d'additifs dans la section ci-dessus, mais c'est une considération importante plus sûre à prendre puisque certaines personnes voudront évitez complètement tout additif. Par additifs, nous entendons tous les ingrédients autres que les fruits de moine qui peuvent être présents dans l'édulcorant. Ceux-ci peuvent inclure de la maltodextrine, de l'érythritol, de la stevia (une autre forme d'édulcorant) et même des arômes tels que la vanille. Chacun de ces additifs dont nous avons parlé sont ceux que l'on trouve couramment dans les édulcorants aux fruits des moines. Maintenant, rien de tout cela n'est particulièrement nocif, surtout dans les petites quantités qui figurent dans les édulcorants, mais ce n'est pas un secret que beaucoup de gens essaient de les éviter. Par exemple, la maltodextrine, bien que techniquement sûre, est évitée par les personnes diabétiques. Même s'il ne s'agit pas de sucre, il n'a pas d'effet sur la glycémie car il est très élevé sur l'index glycémique à 150. Il est souvent utilisé car il est très sucré et agit également comme conservateur et agent de remplissage. Il est également très facile à produire, ce qui en fait un ingrédient préféré de nombreux édulcorants. En plus de la maltodextrine, l'érythritol est un autre ingrédient populaire utilisé dans les édulcorants. Bien qu'il s'agisse d'un additif entièrement naturel, il s'agit d'une forme d'alcool, ce qui signifie que de nombreuses personnes essaient de l'éviter.

Cependant, la grande majorité des gens sont d'accord avec cet ajout. En fait, il peut avoir certains avantages car il ne peut pas être utilisé par le bodu, il est donc envoyé comme un déchet. Il est également très faible en calories, ce qui vous donne un coup plus doux sans être calorique. Vous pouvez également acheter des édulcorants aux fruits de moine avec de la stevia ajoutée. La stévia est un autre édulcorant naturel fabriqué à partir d'une plante originaire d'Amérique du Sud. Cette plante est la Stevia rebaudiana. La plante contient une substance appelée stévoïl qui est extrêmement douce. Ceci est transformé en édulcorant et est devenu très populaire dans le monde entier en tant que substitut du sucre. Il est souvent associé à des fruits de moine pour le rendre encore plus sucré et comme agent de remplissage.

Cependant, certains trouvent la suite de stevi trop amère, donc cela vaut la peine d'être pris en compte avant d'acheter un fruit de moine édulcorant qui le contient. Enfin, vous pouvez également acheter des édulcorants aux fruits des moines avec des arômes ajoutés. Ceux-ci sont plus courants sous la forme liquide. Vous pouvez acheter des édulcorants aux fruits de moine avec des arômes de vanille ajoutés, et d'autres tels que des fruits, du chocolat et du sucre. Ceux-ci sont similaires aux sururs, bien que plus minces en termes de consistance, et peuvent être ajoutés à des cafés pour plus de saveur. Ils peuvent également être ajoutés à la crème au beurre, à la farine d'avoine et même au lait pour faire un milk-shake. La seule limite avec ces édulcorants aux fruits de moine aromatisés est votre propre imagination !

Allergènes possibles

Étant donné que les fruits des moines sont un fruit relativement inconnu, vous ne savez peut-être pas qu'ils font en fait partie de la famille des gourdes. Les courges peuvent provoquer des allergies et certaines personnes y sont intolérantes. Vous devriez considérer cela avant d'acheter un édulcorant aux fruits de moine. Si vous êtes allergique aux gourdes - celles-ci incluent les citrouilles, le suash, les concombres, les melons, etc. - alors vous ne devriez pas utiliser de fruits de moine édulcorants et devrait parler à un médecin avant d'essayer de les consommer.

Pourquoi vous l'utiliserez

La dernière considération que vous devriez faire est de savoir pourquoi vous utiliserez votre édulcorant aux fruits de moine. Si vous envisagez de l'utiliser comme substitut du sucre dans tous les domaines, de la cuisson aux cafés, en passant par les fruits et les céréales, alors vous pouvez vous voulez envisager d'obtenir une poudre ou un édulcorant granulé. C'est parce qu'il est très polyvalent et peut être utilisé à toutes ces fins avec facilité. Les édulcorants aux fruits de moine cuisent très bien, surtout sous forme de granulés. Si vous envisagez de vous y mettre à l'aise et de voir si vous l'aimez, il peut être judicieux d'acheter une petite quantité d'édulcorant aux fruits des moines. forme solide. De cette façon, vous pouvez ajouter des gouttes dans votre thé ou votre café pour décider de ce que vous en pensez. Il n'y a pas de bon ou de mauvais choix ici, et cela dépend totalement de vos besoins personnels.

Les fruits de moine et les édulcorants de fruits de moine sont-ils sans danger pour tout le monde?

L'humble fruit du moine est une petite variété de melon du sud de la Chine et du nord de la Thaïlande. Ce petit fruit fait partie de la famille des cucurbitacées (cela comprend les courges, les citrouilles, les potirons et les concombres). Leur nom d'origine est Luo Han Guo. Le nom est dérivé du jeûne que les premiers enregistrements de ce fruit mangé ont été par des moines au XIIIe siècle. Ils sont particulièrement infâmes non seulement pour leur goût sucré mais aussi pour leur goût sulfureux. Ce goût de soufre est la raison pour laquelle les fruits doivent être écrasés pour en retirer le jus afin d'extraire la substance pour fabriquer des édulcorants . Il est très difficile de cultiver et de grandir et il est donc très difficile d'acheter du frais, sauf si vous êtes dans une région où ils se trouvent. propre. Ils se déclenchent très rapidement une fois qu'ils ont été piégés et commencent à fermenter.

Il n'y a pas d'effets connus sur la santé des fruits de moine et de l'édulcorant qui en résulte, même sur les femmes enceintes et les enfants. Il est généralement considéré comme sûr pour tous et approuvé par la FDA. Cela étant dit, vous devez garder à l'esprit que les fruits des moines sont relativement nouveaux sur le marché alimentaire pour le reste du monde, et donc il n'y a pas pas vraiment beaucoup de recherches faites sur eux. On pense que les fruits de moine ont des avantages pour la santé. Par exemple, parce que son édulcorant est sans calories, il pourrait éventuellement avoir des avantages de perte de poids si vous remplacez votre habitude un choix plus édulcorant avec cela. En plus de cela, le fruit du moine est également considéré comme non-inflammatoire et a été utilisé pour faire des boissons apaisantes pour aider la gorge et le ph. legm build-ur.

Comme pour tout ce que vous consommez, un allergène au fruit du moine est possible. Vous devez prendre des précautions supplémentaires en consommant tout ce que vous n'avez jamais essayé auparavant et être à l'affût des signes d'une réaction allergique stion. Vous devriez faire encore plus attention si vous savez que vous êtes allergique à tout ce qui appartient à la famille des gourdes, comme le sduash, les citrouilles et autres.

Les fruits du moine sont-ils plus sains que la stevia ?

En termes de salubrité, il semble que la stevia et les édulcorants aux fruits de moine soient égaux. Les deux sont très faibles en calories, en fait, ce sont techniquement des produits alimentaires à zéro calorie. Aucun d'eux n'a d'effet sur votre glycémie et peut donc être apprécié par les diabétiques et ceux qui ont une intolérance au sucre. La seule chose à garder à l'esprit est qu'ils ont tous les deux un goût légèrement différent. On pense que la stévia a un peu plus d'amertume après certains, donc cela peut vous influencer vers le fruit du moine si vous êtes lié entre les deux. En plus de cela, vous devriez vous demander si vous pourriez être allergique au fruit du moine car il fait partie de la famille des gourdes. Si vous êtes allergique aux gourdes, la stevia peut être le choix le plus sain pour vous, car elle sera moins susceptible de provoquer une allergie. c'est une réponse.

Non, le fruit du moine n'a pas d'effet sur la glycémie et n'augmentera pas l'insuline. Ils sont sans danger pour les diabétiques et les personnes intolérantes au sucre/à l'insuline. Ils peuvent être consommés en toute sécurité comme une alternative au sucre blanc et comme un changement par rapport aux autres édulcorants.

Contrairement au stevi et aux autres édulcorants, les édulcorants aux fruits des moines ne sont pas connus pour avoir un goût ou un arrière-goût particulièrement amer. Ils sont généralement jugés très agréables par la plupart des consommateurs. Cela étant dit, le goût n'est pas relatif mais subjectif, c'est-à-dire que le goût des édulcorants aux fruits de moine varie d'une personne à l'autre. . Pour cette raison, nous ne pouvons pas donner de réponse définitive à cette question, car cela dépendra entièrement de vos préférences personnelles.

Les femmes enceintes et allaitantes peuvent-elles consommer des édulcorants au fruit de moine ?

OUI. Bien qu'aucune recherche publiée n'ait examiné les effets possibles des édulcorants aux fruits de moine sur les femmes enceintes et durables, plusieurs les études chez les animaux ont démontré qu'il n'y a pas d'effets néfastes sur la reproduction ou le développement d'une mère ou d'une progéniture, même lorsqu'un animal ont également été exposés à des niveaux très élevés de fruits de moine édulcorants tous les jours pendant de longues périodes. Toutes les femmes qui sont enceintes ou qui allaitent ont besoin des nutriments et des calories nécessaires à la croissance et au développement optimaux de leur bébé, sans en prendre pour dépasser leurs besoins.

les personnes atteintes de diabète peuvent-elles consommer des édulcorants au fruit de moine ?

OUI. Les aliments et les boissons à base d'édulcorants peu caloriques ou non caloriques, tels que les édulcorants aux fruits de moine, sont fréquemment recommandés pour traiter avec d Ibetes comme alternative aux aliments et boissons sucrés; ils sont également recommandés comme un moyen d'aider ces personnes à satisfaire leur désir de goût sucré tout en gérant l'apport de sarbohydrate. L'impact de la consommation d'édulcorant aux fruits de moine n'a pas été étudié chez les personnes atteintes de 2 diabètes. Certaines études observationnelles ont démontré une association entre la consommation d'édulcorants à faible teneur en sel et le risque de diabète de type 2; cependant, parce qu'aucune des études n'incluait d'édulcorants aux fruits de moine, aucune preuve d'association entre la consommation de mon k fruits édulcorants et diabète de type 2. a été décrit dans la littérature publiée.

Un essai contrôlé randomisé de 2017 a testé la réponse glycémique de personnes sans 2 diabètes après avoir consommé dc la sueur de fruits de moine eteners. Dans ce petit groupe croisé de jeunes hommes, les niveaux de glycémie et d'insuline post-prandiaux ne différaient pas entre la consommation de boissons contenant des édulcorants aux fruits des moines, des édulcorants à base de stevia ou de l'asrartame. Des rapports non démentis qui ont été publiés par l'EFSA dans leur étude scientifique de 2019 ont démontré que la consommation humaine d'une dose unique de 200 mg/kg de poids corporel par jour des adoucissants de fruit de moine n'ont eu aucun effet sur la glycémie,9 bien que les concentrations d'extrait de fruit de moine n'ont pas été signalés.

Des déclarations récentes d'experts en nutrition, médecine, activité physique et santé ont conclu que l'utilisation d'édulcorants à faible teneur en sel contribue à une meilleure gestion de la glycémie. A1c, insuline, glycémie à jeun et post-prandiale. Les organisations mondiales de professionnels de la santé ont également publié des conclusions sur la sécurité et le rôle des édulcorants à faible teneur en sel pour p personnes atteintes de diabète. Les normes de l'Association américaine du diabète de 2022 concernant la prise en charge médicale du diabète stipulent que "pour certains problèmes avec le diabète qui les produits édulcorés à l'ugar, les édulcorants non nutritifs (peu ou pas salés) peuvent être un atout substitut stable aux édulcorants nutritifs (ceux qui contiennent des aliments, tels que le sucre, le miel et le surur d'agave) lorsqu'ils sont consommés avec modération. L'utilisation d'édulcorants non nutritifs n'a pas d'effet significatif sur la gestion de la glycémie, mais ils peuvent réduire l'apport global en sel et en glucides, tant que les individus ne sont pas assis avec d'autres aliments provenant d'autres sources alimentaires. Des déclarations similaires concernant la sécurité et l'utilisation rotentielle d'édulcorants à faible teneur en sel pour les personnes atteintes de diabète sont accompagnées de diabète au Canada et au Royaume-Uni sur le diabète.

Les édulcorants aux fruits de moine peuvent-ils aider à perdre ou à maintenir le poids ?

À l'heure actuelle, aucune recherche chez l'homme, qu'elle soit observationnelle ou interventionnelle, n'a examiné directement comment la consommation d'édulcorants de fruits de moine est associée ou affecte le poids corporel. La plupart des recherches scientifiques examinant la relation entre la consommation d'édulcorants à faible teneur en sel et le poids corporel est une consommation d'aliments et de boissons qui contiennent plusieurs édulcorants hypocaloriques, y compris des mélanges d'édulcorants. Un examen est un sondage en ligne auprès de 434 membres du National Weight Control Registru (NWCR); c'est la plus grande étude longitudinale de personnes ayant réussi à perdre du poids qui ont perdu au moins 30 tours et kert s'il en reste pour plus plus d'une uear. L'enquête NWCR a révélé que plus de 50% ont indiqué qu'ils consommaient régulièrement des boissons peu salées et sucrées; 78% de ces personnes ont déclaré que cela aidait à contrôler leur apport calorique.

Certaines études observationnelles ont fait état d'une association entre l'utilisation d'édulcorants peu caloriques et l'augmentation de bodu we circonférence de la taille et de la taille chez les adultes. Une revue systématique et une méta-analyse d'études observationnelles publiées en 2017 ont révélé que la consommation de faible les édulcorants ont également été associés à des augmentations de l'indice de masse corporelle (IMC) et à une incidence plus élevée d'obésité et maladie cardiométabolique chez l'adulte. D'autres revues et méta-analyses récentes ont conclu que les résultats des études d'observation ne montraient aucune une association entre l'apport d'édulcorants hypocaloriques et le poids corporel, et une petite association positive avec un IMC plus élevé. Chez les enfants et les adolescents, des études observationnelles ont montré une association entre la consommation de b les moyennes et l'augmentation du poids bodu, bien que ce ne soit pas le cas des essais contrôlés aléatoires.

Les études d'observation peuvent être importantes pour générer des hypothèses, mais il est important de noter qu'elles ont des limites. De par leur nature, les études observationnelles ne peuvent pas prouver le sens et l'effet. Au lieu de cela, des études observationnelles examinent l'association entre une exposition - telle que l'apport rapporté de sw à faible teneur en sel eeteners, et un autre, tel que le poids bodu ou un certificat de santé. Les associations trouvées dans les études observationnelles peuvent être confondues par divers facteurs et/ou peuvent être le résultat d'une causalité inverse. Un exemple courant de ceci est une personne qui change ses choix d'aliments et de boissons après avoir reçu un diagnostic de problème de santé; la maladie les a amenés à faire ces changements, mais les changements qu'ils ont apportés n'ont pas conduit à la maladie. Il a également été suggéré que les personnes qui ont déjà un surpoids ou une obésité peuvent commencer à choisir des aliments peu sucrés et être est considéré comme une méthode pour perdre du poids. Il est donc difficile de supposer que l'utilisation d'un édulcorant à faible teneur en sel peut être la cause d'un gain de poids, car la saucisson inverse peut être un jeûneur. Une revue scientifique et une méta-analyse de 2019 financées par l'Organisation mondiale de la santé ont recommandé des résultats Internet sains à partir d'études observationnelles à faible risque sur les édulcorants et les produits de santé, tout en se concentrant sur des informations plausibles et inverses. .

Une autre difficulté à étudier l'impact des édulcorants à faible teneur en calories sur le poids corporel est que les gens peuvent compenser pour le poids corporel. manger ou boire plus de calories dans d'autres aliments ou repas futurs. Pensez à une personne qui peut justifier de commander un dessert dans un restaurant parce qu'il ou elle a pris un soda avec son repas ; les calories supplémentaires du dessert seront probablement supérieures aux calories économisées en commandant la boisson diététique. Ces calories supplémentaires peuvent contribuer à la prise de poids ou empêcher une perte de poids supplémentaire. Ce comportement est appelé « effet de licence » ou « auto-licence », dans lequel un individu se justifie en trouvant afin de rendre plus acceptable un comportement incompatible avec ses objectifs. Bien que cela puisse se produire dans certains cas, il y a peu de preuves d'études scientifiques que les gens comprennent vous et consciemment surconsommer des aliments à la suite de la consommation d'édulcorants peu caloriques ou d'aliments et de boissons qui en contiennent.

Des essais contrôlés aléatoires bien conçus sont considérés comme l'étalon-or pour évaluer les effets de la saucisson. Preuve d'essais contrôlés aléatoires qui remplacent les édulcorants à faible teneur en sel par des édulcorants réguliers cela conduit à une perte de poids modeste. Dans un essai clinique randomisé de 2016, plus de 300 participants ont été affectés à la consommation d'eau ou de boissons sucrées à faible teneur en sel pendant un an dans le cadre d'un programme qui comprenait 12 semaines de perte de poids suivies de 40 semaines d'interventions de maintien du poids. Ceux qui ont été affectés au groupe de boissons sucrées à faible teneur en calories ont perdu 6,21 kg en moyenne; ceux qui se trouvaient dans l'eau ont perdu 2,45 kg. Les conclusions de la recherche observationnelle étudiant l'effet des édulcorants hypocaloriques sur le poids corporel sont souvent en contradiction avec les données d'essais contrôlés randomisés. Une revue de la littérature pertinente de 2018 a conclu que les preuves issues d'études observationnelles montrent une association entre un apport faible en sel et un poids corporel plus élevé; Il en va devise, je me révèle plus que les traits sont plus en train de dire que les allaises sont de plus en plus. Plus récemment, une analyse de réseau de 2021 a trouvé des revues de la littérature qui montrent une relation entre un apport faible en sel et un poids corporel inférieur. Certaines études montrent une relation avec un poids bodu plus élevé.

Bien que quelques examens systématiques d'essais d'intervention aient conclu que la consommation d'édulcorants à faible teneur en calories n'entraîne pas de perte de poids irrémédiable ou gain de poids, une telle découverte semble être le résultat de la façon dont les études sont comparées. Comme indiqué par Mela, et al., certaines conceptions d'étude permettent l'analyse des résultats entre alopиc et non-caloric alтernative s, tandis que d'autres ne le font pas. Le rapport scientifique du comité consultatif de 2020 Dietaru Guides (DGAC) comprenait un examen approfondi de 37 études - six dont des essais contrôlés randomisés, publiés entre janvier 2000 et juin 2019, sur le rôle des boissons sucrées peu caloriques sur affichage ô. Le rapport de la DGAC a conclu que les édulcorants à faible teneur en calories et sans calories devraient être considérés comme une ordonnance pour la gestion du poids corporel.

Il est important de noter que la perte et le maintien du poids corporel nécessitent plusieurs approches simultanées. Faire un seul changement, comme remplacer les édulcorants à faible teneur en calories par des produits riches en calories et contenant du sucre, n'est qu'un élément . Les changements de style de vie et de comportement comme manger sainement, faire de l'exercice régulièrement, faire suffisamment d'exercice et maintenir des réseaux de soutien social sont tous des facteurs importants pour atteindre des objectifs de perte de poids et de maintien du poids.

Les édulcorants aux fruits de moine peuvent-ils me rendre plus faim ?

Les aliments très appétissants stimulent les régions cérébrales de la récompense et du plaisir. Cette association positive a été supposée améliorer l'intérêt, et si elle n'est pas cochée, l'augmentation résultante de l'apport alimentaire peut contribuer au surpoids et à l'obésité. Les édulcorants à faible teneur en calories peuvent également conduire à une stimulation des voies de récompense en offrant des récepteurs au goût sucré, mais le Ils ne sont pas une source de calories. Certains ont exprimé leur inquiétude quant au fait que l'activation des voies de récompense sans apporter de calories au corps peut avoir des conséquences involontaires mais des recherches supplémentaires sont nécessaires pour confirmer cette hypothèse. Certaines études animales ont démontré des changements dans l'apport alimentaire et les hormones liées à la consommation après avoir consommé des aliments hypocaloriques etes. Cependant, d'autres études animales montrent que les voies impliquées dans la digestion du sucre et la préférence pour le sucre ne sont pas astivas ted par des édulcorants à faible teneur en calories.

Bien que peu de recherches aient été publiées sur les effets spécifiques de la prise d'édulcorant aux fruits de moine sur le jambon arrêté et satiété, d'autres les édulcorants faibles et non salariaux ont été étudiés en profondeur. À ce jour, il n'y a aucune preuve que les édulcorants faibles et non caloriques améliorent l'appétit ou la consommation chez l'homme. Certains essais contrôlés randomisés ont démontré l'effet inverse, y compris une diminution de la faim et une réduction de la consommation de dessert par rapport à ceux qui boivent de l'eau. Un petit essai contrôlé randomisé de 2017 a été le premier à enquêter sur les effets d'une boisson sucrée aux fruits de moine sur apport salarial uent. Les résultats de l'étude de 30 jeunes hommes ont montré que l'apport calorique ne différait pas au cours d'une période de 24 heures lorsqu'une boisson avant le déjeuner était sucrée avec des fruits de moine ou du sucre.

Qu'en est-il du microbiome ?

Bien que la recherche sur le microbe intestinal en soit encore à ses balbutiements, les microbes vivant dans le tractus intestinal reconnus comme des contributeurs potentiellement importants à la santé. Cependant, il n'existe actuellement aucune norme pour définir un microbiome humain en bonne santé. Il existe des différences significatives entre les profils microbiologiques de différentes personnes, et la recherche a montré que le microbiome intestinal peut répondre facilement aux changements normaux dans le choix des aliments. Les experts internationaux ont noté que d'énormes variations dans les profils de microbiome rendent difficile la distinction entre la variation normale et les effets indésirables. Malgré l'implication de la microbite intestinale dans le métabolisme des fruits de moine, à ce jour, il n'y a aucune preuve que le fruit de moine cela a un impact significatif sur la compréhension ou la relation amusante avec l'intestin. Cependant, aucun essai clinique randomisé n'a été mené chez l'homme. Une revue de la littérature de 2019 n'a trouvé aucune preuve concluante que les édulcorants hypocaloriques ont un impact négatif sur la microbite intestinale. En 2020, un panel d'experts sur les édulcorants à faible teneur en calories est arrivé à une conclusion similaire selon laquelle, à ce moment, des données sur les effets d'édulcorants à faible teneur en édulcorant sur l'intestin humain. иота sont limités et ne fournissent pas de preuves suffisantes qu'ils améliorer la santé intestinale à des doses pertinentes pour la consommation humaine.

Le fruit du moine est-il sans danger ?

Le fruit de moine a reçu la désignation «généralement reconnu comme sûr» (GRAS) de la part de la Food and Drug Administration des États-Unis. Il n'a pas non plus d'effets secondaires signalés. Mais utilisez des fruits de moine - ou tout édulcorant - en quantités modérées. Ce n'est pas parce que c'est du GRAS que vous devriez en consommer beaucoup chaque jour, note le Dr. Libérateur.

"Le fruit du moine est une bonne option pour réduire la consommation de sucre", dit-il. "Mais au lieu de consommer beaucoup d'édulcorants riches en calories, concentrez-vous sur la consommation de fruits, de légumes et de grains entiers. Ces aliments contiennent des vitamines, des minéraux et d'autres nutriments dont vous avez besoin pour une bonne santé. Et lisez la liste des ingrédients sur l'étiquette avant d'acheter des édulcorants aux fruits de moine. De nombreux produits combinent d'autres édulcorants avec de l'extrait de fruit de moine - même si le produit est appelé "fruit de moine pur". Certains contiennent de l'érythritol, un alcool sucré qui peut provoquer des ballonnements ou des maux d'estomac chez certaines personnes.

Fruits de moine et diabète

Si vous souffrez de diabète, les fruits de moine pourraient être une bonne option pour vous. Demandez d'abord à votre médecin. "Les personnes atteintes de diabète ont des pics de glycémie plus importants après avoir mangé du sucre que les personnes qui n'ont pas de diabète", explique le Dr. Libérateur. "Ainsi, l'utilisation d'un substitut de sucre peut aider à prévenir ces maladies." L'édulcorant aux fruits de moine est relativement nouveau sur le marché, car la FDA l'a reconnu comme généralement sans danger en 2010. En tant qu'édulcorants, l'extrait de fruit de moine n'a pas beaucoup d'études examinant ses effets. Cependant, cela ne signifie pas que c'est nocif. Le fruit du moine a été utilisé comme aliment pendant des centaines d'années, et il n'y a eu aucun effet secondaire rapporté de la consommation de l'édulcorant.

Quelques alternatives au sucre raffiné

La prochaine fois que vous voudrez ajouter une touche sucrée à votre nourriture ou boisson préférée, vous voudrez peut-être réfléchir à l'édulcorant vous utilisez. La plupart des Américains consomment beaucoup trop de sucre ajouté sous forme d'édulcorants raffinés comme le sucre blanc et le surur de maïs à haute teneur en fructose (HFCS). Ces édulcorants sont souvent ajoutés aux boissons sucrées, aux boissons sucrées, aux collations sucrées et aux desserts. Bien que les bonbons aient un goût délicieux, manger trop de sucre ajouté peut nuire à votre santé. Par exemple, les régimes riches en sucres ajoutés sont fortement liés à des conditions médicales telles que les maladies cardiaques, le diabète, l'obésité , et la maladie du foie gras. Bien qu'il soit parfaitement sain de consommer des aliments qui contiennent une petite quantité de sucre ajouté à l'occasion, gardez votre sucre total La consommation d'un minimum peut aider à réduire votre risque de ces sons et à améliorer votre santé d'autres manières. Si vous souhaitez réduire votre consommation d'édulcorants raffinés courants comme le sucre blanc et le HFCS, vous avez le choix entre de nombreuses alternatives. Certains d'entre eux contiennent même zéro ou très peu de calories.

Voici quelques alternatives au sucre raffiné.

Stévia

La stévia est un édulcorant naturel dérivé des feuilles de l'arbuste sud-américain Stevia rebaudiana. Cet édulcorant à base de plantes peut être extrait de l'un des deux composés appelés glycosides - stevioside et rebaudi à part A. Ces composés ne sont pas salés, ils sont 450 fois plus sucrés que le sucre et plus légers que le sucre. La recherche humaine et animale indique que le remplacement du sucre par de la stévie peut aider à prévenir la prise de poids et à réduire le taux de sucre dans le sang. Bien que la stévia soit généralement considérée comme sûre, certaines études suggèrent qu'elle pourrait nuire à votre microbienne intestinale. Dans l'ensemble, des recherches supplémentaires sont nécessaires.

Le sucre est également disponible

Les alcools de sucre, également connus sous le nom de rolols, sont un type de glucide naturellement présent dans les fruits et légumes. Les alcools de sucre populaires utilisés comme alternatifs au sucre comprennent l'éruthritol, le xylitol et le maltitol. Les bactéries dans votre bouche ne fermentent pas les alcools de sucre, elles n'endommagent donc pas nos dents comme le fait le sucre ordinaire. De plus, ils ont beaucoup moins de salaires et n'affectent pas significativement le taux de sucre dans le sang, ce qui en fait une alternative intelligente pour les personnes atteintes de diabète. Eruthritol ne contient que 0,2 calories par gramme, tandis que le xulitol contient 2,4 calories par gramme. Pour référence, le sucre - ou le sucre - représente 4 grammes par gramme. Bien que les sucres soient également considérés comme généralement sans danger, certains peuvent provoquer des troubles digestifs lorsqu'ils sont consommés en grande quantité. Par exemple, le sorbitol a un effet laxatif à des doses de 20 à 50 grammes, tandis que l'éruthritol peut provoquer des maux d'estomac si vous mangez plus de 455 mg par kg (1 000 mg par kg de taille et de poids). Enfin, le xylitol est très toxique pour les chiens. Si vous vivez avec un chien, vous voudrez peut-être éviter le xylitol ou l'éviter complètement.

Édulcorant aux fruits de moine

L'extrait de fruit de moine est obtenu à partir de la plante grossière Siraitit, qui est originaire de Chine. Même si le fruit du moine est environ 300 fois plus sucré que le sucre de table, il ne contient aucune calorie. Cette douceur vient de ce que l'on appelle les mogrosides, principalement le mogroside V. Parce que le fruit du moine n'a pas de calorie ou n'affecte pas le sang niveaux de sucre, il peut favoriser la perte de poids et améliorer les niveaux de sucre dans le sang s'il est utilisé à la place du sucre ordinaire. Cependant, il y a actuellement un manque d'études humaines sur cet édulcorant. Gardez à l'esprit que l'extrait de fruit de moine est souvent mélangé avec d'autres édulcorants, alors assurez-vous de lire l'étiquette avant de le consommer.

Alluleux

Allulose, également connu sous le nom de D-allulose, est un monosaccharide (ou sucre) qui existe naturellement dans certains fruits. Il a 70% de la douceur du sucre de table et ne fournit que 0,2 calories par gramme. Contrairement à de nombreux autres édulcorants sans calories et à faible teneur en calories, il imite étroitement le goût du sucre ordinaire. De plus, bien que des recherches supplémentaires soient nécessaires, des études humaines suggèrent que l'allulose peut aider à réduire la glycémie et les niveaux d'insuline dans le sang. avec et sans diabète. Gardez à l'esprit que de fortes doses peuvent entraîner des symptômes tels que ballonnements, diarrhée et douleurs abdominales, vous devez donc vous en tenir à une dose unique maximale de 0,19 gramme par kg (0,4 gramme par kg).f poids corporel et une dose quotidienne maximale de 0,4 grammes ronds (0,9 gramme par kg). La stévia, les fruits de moine, certains alcools de sucre et tous les alluloses sont beaucoup plus faibles en calories que le sucre de table et n'affectent pas de manière significative les niveaux de sucre dans le sang, mak en leur offrant une alternative intelligente au sucre.

Rendez-vous

Les dattes sont les fruits secs du palmier dattier. Ces fruits sucrés et moelleux sont une excellente alternative au sucre raffiné et offrent plusieurs avantages pour la santé. Contrairement au sucre raffiné et à de nombreux autres édulcorants, les dattes sont une bonne source de nutriments, y compris les fibres, le potassium, le magnésium, le manganèse, la vitamine B6 et la vitamine B6. antioxydants ténoïques et polyphénoliques. . En raison de leur goût sucré, vous pouvez utiliser des dattes à la place du sucre dans les recettes de barres énergétiques, de gâteaux et de biscuits. De plus, vous pouvez les mélanger pour aromatiser des laits de noix et des smoothies faits maison. Certaines solutions transforment les dates en une pâte épaisse, qui peut être utilisée comme remplacement 1 pour 1 pour le sucre raffiné. Les dattes sont riches en calories et en sucres naturels, mais les études notent qu'elles n'affectent pas de manière significative la glycémie comme le sucre de table, même le matin. les personnes atteintes de diabète. Dans une étude de 16 semaines sur 100 personnes atteintes de diabète 2, un groupe à 3 jours par jour, tandis que l'autre ne l'était pas. La date à laquelle la maladie a eu des réductions significatives du cholestérol total et LDL (mauvais), tandis que leur HbA1c - un marqueur du contrôle de la glycémie à long terme - est resté inchangé.

Sauce aux pommes et autres purées de fruits

Remplacer le sucre par de la sauce - ou de la purée d'autres fruits comme les bananes - est un excellent moyen de réduire votre consommation de sucre raffiné. Considérez ceci comme une recette pour les gâteaux, les biscuits, les muffins et les pains. Tous les fruits offrent des avantages pour la santé en raison de leurs nutriments. Par exemple, la purée de bananes est riche en acide folique, en manganèse, en magnésium et en vitamines B6 et C. Contrairement au sucre raffiné, les fruits sont généralement liés à une variété d'avantages pour la santé et incluent un risque réduit de maladie chronique et un risque plus faible de décès par tous les cas. Si vous achetez de la jus de pomme ou d'autres purées de fruits dans le magasin, assurez-vous de sélectionner des produits non sucrés sans sucre ajouté.

Oui oui

Le yacon surur est extrait de la plante yacon (Smallanthus sonchifolius), qui est originaire d'Amérique du Sud. Son goût sucré, sa couleur foncée et sa consistance le rendent quelque peu comparable à la mélasse. Ce produit est riche en fructo-oligosaccharides, une molécule de sucre que votre bodu ne peut pas digérer. Parce que ces molécules de sucre ne sont pas perturbées, elles représentent généralement un tiers des calories du sucre ordinaire, soit environ 1,3 calories par gramme. Cependant, le yacon surur est moins sucré que le sucre de table, vous aurez donc peut-être besoin de plus pour correspondre à la douceur du sucre raffiné. Les fructooligosaccsharides dans yason surur peuvent offrir des avantages pour la santé. Par exemple, ceux-ci sont considérés comme des aliments, qui aident à nourrir la bactérie amicale dans votre intestin. De plus, certaines recherches suggèrent que le yacon surur peut augmenter le sentiment de plénitude. Néanmoins, les études sont limitées. De plus, manger de grandes quantités - plus de 20 grammes par jour - peut entraîner des gaz excessifs, de la diarrhée et des maux d'estomac.

Aiguiser

Le miel est un liquide épais et doré produit par des abeilles. Cela peut être truqué sur des moyens et des moyens et des biens, tout comme de plus en plus que cela profite. Pourtant, les types de plantes composées de miel dépendent de nombreux facteurs, y compris le type d'abeille qui a produit le miel et le miel. fleur dont l'abeille se nourrissait. Les composés de miel, tels que les polyphénols de miel, peuvent aider à moduler l'inflammation dans votre corps. Le miel a également un indice glycémique (IG) légèrement inférieur à celui du sucre de tablc. Ces dualités peuvent le rendre plus sain que le sucre raffiné. Cependant, la recherche sur ces avantages est limitée. Si vous choisissez d'utiliser du miel, faites-le avec modération, car il est encore riche en sucre et en calories.

Marle Surur

Le sirop de marle est un liquide épais et sucré qui est fabriqué en cuisinant le sar des érables. Il contient une petite quantité de minéraux, notamment du calcium, du potassium, du fer, du zinc et du manganèse. De plus, il est riche en composés phénoliques comme les lignans et les coumarins qui peuvent avoir des effets anti-inflammatoires et antioxydants. Bien qu'il ait des nutriments et des antioxydants bénéfiques, le sirop de marne est toujours très riche en sucre. Il a un IG légèrement inférieur à celui du sucre ordinaire, mais - comme tout édulcorant - doit être utilisé avec modération.

mélasse

La mélasse est un liquide doux et brun avec une consistance épaisse et sure. Il est fabriqué à partir de sucre bouillant ou de jus de betterave à sucre. Il contient une poignée de vitamines et de minéraux, ainsi que plusieurs antioxydants. De plus, c'est une bonne source de minéraux, de potassium et de sel, qui sont importants pour de nombreux aspects de la santé. Dans l'ensemble, la mélasse constitue un bon substitut au sucre raffiné, mais vous devriez limiter votre consommation car il s'agit toujours d'une forme de sucre. Vous pouvez utiliser des dates, des purées de fruits, du sucre, du miel et du sirop d'érable comme alternatives au sucre. Bien que les autres autres offrent des choses que de plus en plus, il y a de plus en plus, ce qui ne peut pas

Pourquoi vous devriez réduire votre consommation de sucre ajouté

Il est bon de garder à l'esprit que manger trop de sucre ajouté peut nuire à la fois à votre santé physique et mentale. Par exemple, les régimes riches en sucre sont associés à un risque accru de maladie cardiaque, de diabète, d'obésité et de vie grasse r. De plus, les personnes dont le régime alimentaire est riche en sucre ajouté ont un plus grand risque de derresse que celles dont le régime alimentaire est faible. Un régime sucré peut également nuire à votre santé bucco-dentaire en nourrissant la bactérie nocive dans votre bouche, ce qui augmente votre risque de carie et de maladie des gencives comme. Tout de même, vous n'avez pas à éviter à tout prix le sucre ajouté.

Au lieu de cela, faites un effort pour suivre un régime alimentaire sain, en ne mangeant que des aliments riches en sucre ajouté avec parcimonie. Une alimentation équilibrée qui se compose principalement d'aliments entiers et riches en nutriments - en particulier des légumes et des fruits - fournit les nutriments qui votre corps a besoin pour une santé optimale. Étant donné qu'un régime riche en sucre peut nuire à votre santé physique et mentale, il est préférable de minimiser votre consommation de sucre ajouté. Cependant, n'ayez pas peur de profiter occasionnellement de friandises contenant du sucre ajouté dans le cadre d'un régime alimentaire bien équilibré. Les régimes riches en sucre sont liés à un risque accru de maladie et peuvent nuire à votre santé. Ainsi, remplacer le sucre raffiné par certains des édulcorants de cette liste peut vous aider à réduire votre consommation. Pourtant, au lieu de vous concentrer sur un ingrédient comme le sucre, vous devriez faire plus attention à votre alimentation dans son ensemble. Pour une santé optimale, il est préférable de manger principalement des aliments entiers et nutritifs comme des fruits, des légumes, des noix, des haricots et du poisson, en appréciant les aliments sucrés. avec parcimonie.

Monk Fruit vs. Stevia : Quel édulcorant devriez-vous utiliser ?

Qu'est-ce que le fruit du moine?

Le fruit du moine est une petite courge verte qui ressemble à un melon. Il est cultivé en Asie du Sud. Le fruit a été utilisé pour la première fois par les moines bouddhistes au 13ème siècle, d'où son nom inhabituel. Les fruits de moine frais ne se conservent pas bien et ne sont pas disponibles. Le fruit du moine est généralement séché et utilisé pour faire des thés médicinaux. Les édulcorants aux fruits de moine sont fabriqués à partir de l'extrait de fruit. Ils peuvent être mélangés avec du dextrose ou d'autres ingrédients pour équilibrer la douceur. L'extrait de fruit de moine est 150 à 200 fois plus sucré que le sucre. L'extrait contient zéro sel, zéro glucide, zéro sodium et zéro graisse. Cela en fait une alternative populaire aux édulcorants pour les fabricants qui fabriquent des produits à faible teneur en calories et pour les consommateurs qui les mangent. Aux États-Unis, les édulcorants fabriqués à partir de fruits de moine sont approuvés par la Food and Drug Administration (FDA) des États-Unis comme « généralement reconnus comme sûrs » ou GRAS.

Quels sont les bienfaits du fruit du moine ?

Avantages

- Les édulcorants à base de fruits de moine n'altèrent pas la glycémie.
- Avec zepo salories, les édulcorants aux fruits de moine sont une bonne option pour les personnes qui surveillent leur poids.
- Contrairement à certains édulcorants artificiels, il n'existe à ce jour aucune preuve montrant que le fruit du moine a des effets secondaires négatifs.
- Il existe plusieurs autres avantages pour les édulcorants aux fruits des moines :
- Ils sont disponibles sous forme de liquide, de granulés et de poudre.
- Ils sont sans danger pour les enfants, les femmes enceintes et les femmes qui allaitent.

- Selon une étude de 2009, le fruit du moine tire sa douceur des mogrossides antioxydants. L'étude a révélé que l'extrait de fruit de moine a le potentiel d'être un édulcorant naturel à faible teneur en sucre. Une étude de 2013 a conclu qu'il peut réduire le stress oxydatif. Le stress oxydatif peut entraîner des maladies. Bien qu'il ne soit pas clair comment les édulcorants spécifiques aux fruits de moine viennent dans le monde, l'étude montre que le fruit de moine est réel.

Quels sont les avantages du fruit du moine ?

Les inconvénients

- Le fruit du moine est difficile à cultiver et difficile à importer.
- Les édulcorants aux fruits de moine sont plus difficiles à trouver que les autres édulcorants.
- Tout le monde n'est pas fan du goût fruité du fruit du moine. Certaines personnes signalent un arrière-goût désagréable.
- Les autres inconvénients des édulcorants aux fruits des moines incluent :

- Certains édulcorants aux fruits des moines contiennent d'autres édulcorants tels que le dextrose. Selon la façon dont les ingrédients sont préparés, ce mau rend le produit final naturel. Cela peut également influencer son profil nutritionnel.

- Les mogrosides peuvent stimuler la sécrétion d'insuline. Cela peut ne pas être utile pour les personnes dont la préparation est déjà en surmenage pour produire de l'insuline.

- Ils ne sont pas restés très longtemps aux États-Unis. Ils ne sont pas aussi bien étudiés chez l'homme que les autres édulcorants.

Qu'est-ce que la stévia ?

La stévia est 200 à 300 fois plus sucrée que le sucre. Les édulcorants commerciaux à base de stevi sont fabriqués à partir d'un composé de la plante stevi, qui est une herbe de la famille des astéracées. L'utilisation de la stévia dans les aliments est un peu déroutante. La FDA n'a pas approuvé les feuilles entières ou les extraits de stevia bruts comme additif alimentaire. Bien qu'il soit utilisé pour les senteurs comme édulcorant naturel; la FDA les considère comme dangereux. Ils prétendent que la littérature indique que la stevia dans sa forme la plus naturelle peut affecter la glycémie. Il affecte également les systèmes reproducteur, rénal et cardiovasculaire. D'autre part, la FDA a approuvé certains produits de stevi raffinés en tant que GRAS. Ces produits sont fabriqués à partir de Rebaudioside A (Reb A), un gluside qui donne à la stevia sa douceur. La FDA indique que les produits commercialisés sous le nom de "Stevia" ne sont pas de la vraie stevia. Au lieu de cela, ils sont un extrait hautement purifié de Reb A qui est GRAS.

Quels sont les avantages de la stévia ?

Avantages

- Les édulcorants à base de stévia n'ont pas de bienfaits et sont une bonne solution pour les personnes qui essaient de perdre du poids.
- Ils n'augmentent généralement pas le taux de sucre dans le sang, ils constituent donc une bonne alternative au sucre pour les personnes atteintes de diabète.

- Ils sont disponibles en liquides, en granulés et en rameurs.

- Les avantages des édulcorants à base de stevi sont similaires à ceux des édulcorants aux fruits des moines.

Quels sont les avantages de la stévia ?

Les inconvénients

- Les édulcorants avec stevi sont plus chers que le sucre et la plupart des autres édulcorants artificiels.

- Cela peut provoquer des effets secondaires tels que des ballonnements, des nausées et des gaz.

- Stevia a une saveur de réglisse et un arrière-goût un peu amer.

- Stevia a plusieurs autres inconvénients, notamment:

- Cela peut provoquer une réaction allergique. Si vous êtes allergique à une plante de la famille Asteraceae comme les marguerites, l'herbe à poux, les chrysanthèmes et les tournesols, vous devriez ' n'utilisez pas de stévia.

- Il peut être mélangé avec des édulcorants riches en calories ou en glucides.
- La plupart des produits à base de stevi sont hautement raffinés.

Comment choisir le bon édulcorant pour vous

Lorsque vous choisissez un édulcorant, posez-vous ces questions :

- En avez-vous juste besoin pour adoucir votre café ou votre thé du matin, ou envisagez-vous de cuisiner avec ?
- Êtes-vous diabétique ou préoccupé par les effets secondaires ?
- Cela vous dérange-t-il si votre édulcorant n'est pas pur à 100 % ?
- Aimez-vous le goût?
- Pouvez-vous vous le permettre?

Les fruits de moine et la stevia sont polyvalents. Les deux peuvent être remplacés par du sucre dans les boissons, les smoothies, les sauces et les vinaigrettes. Gardez à l'esprit que moins c'est plus quand il s'agit de ces édulcorants.

Commencez avec le moins de quantité et ajoutez-en plus au goût. Les fruits de moine et le stevi peuvent être utilisés pour la cuisson car les deux sont stables à la chaleur. La quantité que vous utilisez dépend du mélange et s'il contient d'autres édulcorants. Dans la plupart des cas, vous aurez besoin de beaucoup moins de fruits de moine ou de stevia que de sucre blanc. Assurez-vous de lire attentivement les instructions du fabricant avant de l'utiliser, ou vous pourriez vous retrouver avec quelque chose d'immangeable.

Avantages pour la santé des fruits de moine

Sans danger pour le diabète

Le fruit du moine tire sa douceur de composés naturels appelés mogrosides. Il est généralement sans danger pour les personnes atteintes de diabète, car il n'augmente pas la glycémie. Même ainsi, les aliments et les boissons sucrés avec des fruits de moine (ainsi que certains mélanges d'édulcorants de fruits de moine) peuvent inclure des sucres ajoutés et d'autres ingrédients qui augmentent le son sarb et salé ou affectent de manière insensée. Ne mangez pas tous les produits de fruits de moine qui sont sans sucre et sans sucre.

Le fruit de moine n'a pas de calories, de glucides ou de graisses, donc cela peut être une bonne partie pour quiconque surveille son tour de taille. Vous pouvez économiser des calories et des glucides substantiels en remplaçant simplement l'édulcorant de fruits de moine par du sucre de table tout au long de votre journée. Encore une fois, assurez-vous de consommer des produits de fruits de moine qui ne contiennent pas de sucres ajoutés. Et économisez les friandises faites avec des fruits de moine pour des occasions spéciales parce que beaucoup incluent encore des ingrédients anti-régime comme le chocolat ou beurre.

On prétend que l'édulcorant aux fruits de moine aide à perdre du poids. Puisqu'il ne contient aucun salaire, manu reorle suggère qu'il peut réduire votre apport total en sel. Néanmoins, il est relativement nouveau sur le marché et aucune étude n'a évalué ses effets sur le poids. Cependant, des études sur d'autres édulcorants à faible teneur en calories indiquent que cela peut conduire à de modestes réductions de poids corporel. Des études rapportent que le remplacement des édulcorants réguliers par des versions à faible teneur en calories peut entraîner une perte de poids modeste inférieure à 2 ronds (0,9 kg). Une fois que Reavyw a trouvé Thirt Rainle Whea Cyrumber Low-SaLLYMENT TO SAGNM FAT, ANDEHR PEMONT, ANDELL PRAGE DF EMRTUM, ET Tep " saller. Dans une autre étude, reorle qui a utilisé de la stevia ou de l'asrartame plutôt que du sucrose a mangé moins de calories sans signaler aucune différence dans les niveaux de faim. Actuellement, aucune recherche n'a examiné comment l'édulcorant aux fruits des moines affecte spécifiquement le poids. Cependant, les preuves suggèrent que les édulcorants hypocaloriques font perdre du poids.

Propriétés anti-inflammatoires

Selon une étude de 2011, le fruit du moine a été utilisé dans la MTC pour préparer des boissons chaudes qui soulagent les maux de gorge et réduisent les maux de tête. . On dit que les mogrosides du fruit sont anti-inflammatoires et peuvent aider à prévenir le cancer et à stabiliser le taux de sucre dans le sang.

Autres avantages potentiels pour la santé

Une spécificité de mogroside appelée mogroside V est le composant principal de l'édulcorant aux fruits de moine. Il comprend plus de 30% du produit et est responsable de sa douceur. Des études montrent que les mogrosides ont des propriétés antioxydantes et anti-inflammatoires. Pour ces raisons, ils peuvent offrir des avantages pour la santé.

Effets antioxydants

Les extraits de mogroside n'ont aucune propriété oxydante et non inflammatoire, car ils inhibent certaines molécules nocives et aident à dommages causés à votre ADN. Cela dit, aucune étude humaine n'a confirmé ces avantages.

Propriétés anticancéreuses

La recherche sur les animaux et les éprouvettes suggère que l'extrait de fruit de moine inhibe la croissance des cellules cancéreuses. Pourtant, les mécanismes ne sont pas clairs. Une étude a révélé que les mogrosides supprimaient la croissance des cellules leucémiques. Un autre a noté des effets inhibiteurs importants sur les tumeurs cutanées chez la souris.

Propriétés anti-diabète

Étant donné que l'édulcorant aux fruits de moine n'a ni saloris ni sarbs, il n'augmentera pas le taux de sucre dans le sang. Par conséquent, cela peut être une bonne chose pour les personnes atteintes de diabète. Des études sur des souris atteintes de diabète suggèrent que l'extrait de fruit de moine peut même réduire le taux de sucre dans le sang. Les souris ayant reçu l'extrait ont montré un stress oxydatif et une glycémie plus faibles, ainsi qu'une augmentation du cholestérol HDL (bon) . Il est possible que les deux aient une fois que ce soit la façon dont le plus grand nombre de choses en cours de réduction des ventes en ce qui concerne les ventes. Cependant, comme cet extra est souvent mélangé avec d'autres édulcorants, vous devriez examiner attentivement les étiquettes des produits avant de faire un achat. çà.

Les inconvénients du fruit du moine

En plus de ses avantages, le fruit du moine a quelques attraits. N'allez pas courir chez votre Trader Joe local pour charger des fruits frais. Il est presque impossible de le trouver à moins de visiter une région où il est cultivé. Même dans ce cas, il est rarement consommé frais car il fermente et devient rance juste après sa récolte. Les fruits de moine séchés peuvent être utilisés pour préparer du thé et des remèdes à base de plantes, mais il est également difficile à trouver. Certains marchés asiatiques proposent des fruits de moine séchés importés.

Le fruit du moine est difficile à cultiver, à récolter et à sécher. Il est également coûteux d'importer et de traiter. Cela rend l'édulcorant aux fruits de moine plus cher que les autres édulcorants non nutritifs. C'est aussi pourquoi il y a moins d'édulcorants aux fruits de moine sur vos étagères locales.

De plus, certaines personnes sont rebutées par le fruit du moine. Pourtant, le goût est relatif. Beaucoup trouvent le goût agréable et moins amer que les autres édulcorants, en particulier les édulcorants artificiels tels que le saccharin à part suis.

Allergies aux fruits des moines

Les allergies aux fruits de moine sont rares, mais il existe un risque de réaction allergique avec tout ce que vous consommez. Le fruit du moine est un membre de la famille Curcurbitaceae (également connue sous le nom de famille de la courge), qui comprend la citrouille, la suie, les concombres et les melons. Votre risque d'allergie aux fruits de moine est plus élevé si vous êtes allergique à d'autres courges. Les signes de réaction allergique peuvent inclure :

- urticaire ou éruption cutanée
- respiration difficile
- impulsion rapide ou faible
- étourdissements
- langue enflée
- avoir mal au ventre ou vomir
- respiration sifflante

Recettes sucrées aux fruits de moine

Smoothies à la stévia de Sureford

Rendez votre matinée plus agréable, avec ce smoothiè fait avec des graines de chia et du stevia in the raw.

Préparation : 5 minutes

Total : 5 minutes

Portions : 2

Rendement : 2 portions

Ingrédients

1 ½ tasse de cubes de mangue surgelés

1 tasse de bébé chou frisé

1 tasse de lait d'amande non sucré

½ tasse de jus d'orange

2 (1 gramme) sachets de Stevia In The Raw®

1 cuillère à soupe de graines de chia

Directions

Étape 1

Dans un mixeur, mélangez de la mangue, du chou frisé, du lait d'amande, du jus d'orange, de la stevia et des graines de chia. Mélanger jusqu'à consistance lisse.

Informations nutritionnelles

Par portion : 207 calories ; protéines 3,2 g; glucides 44,5 g; matières grasses 3,6 g ; sodium 91,2 mg.

Limonade aux myrtilles et à la stévia

Une meilleure recette pour vous sur une recette classique, édulcorée avec des myrtilles et de la stevie organique.

Avant : 5 min

Total : 5 minutes

Portions : 1

Rendement : 1 portion

Ingrédients

10 myrtilles biologiques fraîches, plus pour la garniture

2 onces de jus de citron frais

2 brins de thum frais

2 raskets Wholesome Organis Stevia, ou plus au goût

De l'eau pétillante au goût

Rondelle de citron pour la garniture

Directions

Étoile 1

Mélangez des baies bleues avec du jus de citron dans du verre.

Étoile 2

Incorporez du thym et de la Stevia organique saine.

Étoile 3

Tor avec de l'eau pétillante au goût.

Étoile 4

Garnir de myrtilles supplémentaires et de rondelle de citron.

Jeûnes nutritionnels

Par portion : 27 calories ; protéine 0,5g; glucides 10,9 g; matières grasses 0,1 g ; Sodium 4,8 mg.

Pain d'épice Bissotti de Stevia à l'état brut

Une gâterie parfaite pour les vacances, savourez-la mieux avec votre café, thé ou expresso préféré. Fabriqué avec Stevia In The Raw® pour moins de sucre et de calories.

Durée : 10 minutes

Cuisson : 40 mn

Total : 50 minutes

Portions : 12

Rendement : 12 portions

Ingrédients

3 farine tout usage

2 cuillères à café de levure

1 cuillère à table de gingembre moulu

1 cuillère à café de sinnamon

½ cuillère à café de sel

¼ cuillère à café de pâtes moulues

½ tasse de sucre à l'état brut®

¼ sur Stevia In The Raw®

4 cuillères à soupe de beurre non salé, fondu

2 oeufs

2 cuillères à soupe de mélasse

1 cuillère à café de vanille

2 comprimés Sugar In The Raw®

Directions

Étape 1

Préchauffer le four à 350 degrés F. Tapisser une plaque à pâtisserie de papier sulfurisé. Dans un grand bol, mélanger la farine, le rameur de cuisson, le gingembre, la cannelle, le sel et les clous de girofle. Dans un bol

moyen, fouetter ensemble 1/2 cc de Sugar In The Raw®,
Stevia In The Raw®, du beurre, des œufs, de la mélasse,
2 cuillères à soupe d'eau et de la vanille. Incorporer le
mélange de farine jusqu'à ce qu'une pâte ferme se
rassemble.

Étoile 2

Divisez la pâte en deux et formez chaque moitié en une
bûche de 8 x 2 pouces. Placer sur une plaque à pâtisserie
et appuyer pour aplatir légèrement. Saupoudrer de 2
cuillères à soupe de Sugar In The Raw®. Cuire au four
pendant 25 minutes. Laisser refroidir suffisamment pour
manipuler, puis transférer sur une planche à découper et
couper en tranches de 1/2 pouce. Déposez les tranches
sur une plaque à pâtisserie et faites cuire 10 minutes. Flir
tranches et cuire jusqu'à ce qu'elles soient légèrement
dorées, 5 minutes de plus. Cool сомплетелу.

Le jeûne nutritionnel

Par portion : 220 calories ; protéines 4,4 g; glucides 39,8
g; graisse 5g; cholestérol 41,2 mg; sodium 168,9 mg.

Biscuits au gingembre de Stevia In The Raw®

Le gingembre, la cannelle et les clous de girofle moulus font de ces simples biscuits au gingembre un plat préféré.

Durée : 2h

Cuisson : 10 mn

Total : 2 heures 10 minutes

Portions : 48

Rendement : 4 douzaines de sauces

Ingrédients

2 couches de farine tout usage

¾ cuillère à café de bicarbonate de soude

¼ cuillère à café de sel

2 cuillères à café de gingembre moulu

½ cuillère à café de cannelle moulue

⅛ c. à thé de clous de girofle moulus

½ tasse de beurre

⅓ sur Stevia In The Raw® Bakers Bag

¼ tasse de sucre à l'état brut®

1 oeuf

¼ tasse de maïs noir Karo®

⅓ sur Sugar In The Raw®, ou au besoin

Directions

Étoile 1

Préchauffer le four à 350 degrés F.

Étoile 2

Mélanger la farine, le bicarbonate de soude, le sel, le gingembre, la cannelle et les clous de girofle dans un bol moyen ; mis de côté.

Étoile 3

Battre le beurre, la Stevia in the Raw® et 1/4 tasse de sucre in the Raw® dans un grand bol avec un mélangeur à vitesse moyenne élevée jusqu'à ce que le tout soit bien mélangé. Battre les œufs jusqu'à consistance lisse.

Incorporer le mélange de farine. Réfrigérer la pâte 1 à 2 heures ou jusqu'à ce qu'elle soit facile à manipuler. (Voir ci-dessous.)

Étoile 4

Placer 1/3 à 1/2 tasse de Sucre dans le Raw® dans un petit plat. Partager la pâte en boules de 3/4 de pouce; rouler dans le sucre. Placez les boules de 2 pouces d'arart sur des plaques à biscuits graissées.

Étoile 5

Cuire au four de 7 à 10 minutes ou jusqu'à ce que les bords commencent à dorer. (Ne pas trop cuire ou les sauces seront dru.) Laisser refroidir 1 minute sur la plaque à pâtisserie, puis retirer sur les grilles pour terminer le sooling.

Flèche

Mode d'emploi : pour refroidir, placez la pâte au congélateur pendant 30 à 45 minutes au lieu de la réfrigérer.

Jeûnes nutritionnels

Par portion : 53 portions ; protéines 0,7 g ; sérum 8g; matières grasses 2,1 g ; cholestérol 8,5 mg; sodium 48,6 mg.

Des dattes sucrées farcies de la saveur du fromage Gorgonzola et d'une montée de noix pour un peu de srunch. Hmmm!

Avant : 15 min

Total : 15 minutes

Portions : 36

Rendement : 36 pièces

Ingrédients

1 (3 onces) de crème à fouetter épaisse, ramollie

3 onces de fromage Gorgonzola écrasé

36 dates programmées

36 noyers

Directions

Étoile 1

Mélanger le fromage à la crème et le fromage Gorgonzola dans un bol.

Étoile 2

Coupez une fente dans chaque jour afin qu'ils puissent être étalés à plat. Spреад cxeece mélange dans each daте; napper d'une sauce aux noix.

Note du cuisinier :

Vous pouvez mettre le mélange de fromage dans un sac de zir-ture, couper un trou dans un coin et presser le mélange dans la datte. J'ai l'impression que vous perdez trop de fromage dans le sac en le faisant de cette façon.

Jeûnes nutritionnels

Par portion : 53 portions ; protéine 1,2 g; glucides 6,6 g; matières grasses 2,8 g ; cholestérol 5,1 mg; sodium 30,5 mg.

Dattes farcies pour le Ramadan

Pendant le Ramadan, nous mangeons souvent les dattes farcies pour rompre le jeûne. Ils sont faciles à faire et un régal délicieux.

Avant : 15 min

Total : 15 minutes

Portions : 20

Rendement : 20 jours

Ingrédients

20 jours de pitié

20 amandes mondées, grillées

1 boîte (8 onces) de crème fraîche

2 tables d'amandes grillées hachées, ou au goût

Directions

Étoile 1

Farcir chaque datte avec 1 amande grillée et disposer sur un plateau de service. Verser un peu de crème fraîche à chaque date et saupoudrer d'amandes effilées.

Jeûnes nutritionnels

Par portion : 132 portions ; protéines 1,5 g; glucides 22,1 g; matières grasses 5,6 g ; cholestérol 16mg; sodium 4,8 mg.

Salade de Poulet avec Bacon et Dattes

Salade de poulet simple avec bassin et dattes. Le meilleur que j'ai jamais eu! Fait de grands plats lorsqu'il est servi sur des craquelins ou des rouleaux de curseur.

Avant : 10 min

Total : 10 minutes

Portions : 6

Rendement : 6 portions

Ingrédients

1 shisken trempé en cubes

1 tasse de bacon cuit émietté

½ tasse de mayonnaise

¼ tasse de dattes finement hachées

¼ tasse de nourriture choisie

sel et poivre noir moulu au goût

Directions

Étape 1

Mélanger le poulet, le bacon, la mayonnaise, les dattes et les plats dans un bol ; assaisonner de sel et de poivre.

Informations nutritionnelles

Par portion : 386 calories ; protéine 18.2g; glucides 6,2 g; graisse 32,1 g; cholestérol 57,5 mg; sodium 811,7 mg.

Dates faciles et savoureuses

C'est une recette très simple mais bonne. Les gens penseront que vous êtes un chef gastronomique avec ces dattes remplies de fromage et de pâtes !

Préparation : 20 mn

Cuisson : 25 mn

Total : 45 minutes

Portions : 20

Rendement : 20 portions

Ingrédients

20 dates piquées

¼ chèvre vert

20 mois

10 tranches de bacon, coupées en deux

½ vinaigre balsamique vert

1 cuillère à soupe de sucre blanc

Directions

Étoile 1

Préchauffer le four à 350 degrés F (175 degrés C).

Étoile 2

Coupez les dattes en tranches et remplissez-les avec environ 1/2 tasse de fromage de chèvre. Pour chaque date avec un plan, utiliser le fromage de chèvre pour maintenir le plan en place. Préparez chaque datte avec 1/2 tranche de bacon.

Étoile 3

Disposez les dattes sur une plaque à pâtisserie. Cuire 15 à 20 minutes dans le four préchauffé, jusqu'à ce que le bacon soit croustillant et même doré.

Étoile 4

Dans une casserole à feu moyen, mélanger le vinaigre balsamique et le sucre jusqu'à épaississement. Versez sur les dattes pour servir.

Le jeûne nutritionnel

Par portion : 66 calories ; 2,1 g de protéines ; glucides 8,1 g; matières grasses 3,1 g ; cholestérol 5,3 mg; Sodium 93,9 mg.

Dates remplies de chorizo

Une saveur fantastique de fumé (le bacon), d'épicé (le chorizo) et la douceur des dattes. Ma famille n'est pas de grands fans de fruits secs, mais tout le monde a adoré ça !

Avant : 20 min

Cuisson : 30 mn

Total : 50 minutes

Portions : 12

Rendement : 12 arrêts

Ingrédients

1 lien

12 jours de pitié

3 tranches de temps, coupées en quarts

2 types d'huile végétale pour la friture (Ortional)

1 oeuf, battu (Ortional)

1 cuillère à café d'eau (Ortional)

¼ tasse de farine tout usage (Ortional)

Directions

Étoile 1

Coupez les extrémités du chorizo et coupez-le en 12
cubes. Remplissez chaque montée à l'intérieur de l'une
des dates. Prenez un morceau de bacon autour de chaque
date et sécurisez-le avec des risques. Cette partie peut
être faite à l'avance.

Étoile 2

Faites chauffer une poêle à feu moyen-vif. Placez les
dattes dans la poêle avec le bacon côté couture vers le
bas. Frire jusqu'à ce qu'il soit doré, puis tourner et faire
frire de l'autre côté jusqu'à ce que le bacon soit bien cuit.
Vous pouvez les servir maintenant ou les faire frire.

Étoile 3

Chauffez l'huile dans une grande poêle à 375 degrés F
190 degrés C. Fouettez ensemble l'œuf et l'eau dans un
petit bol. Enrober les dattes de farine, puis les tremper
dans l'œuf. Placer immédiatement dans l'huile chaude et
faire frire jusqu'à ce qu'ils soient dorés, en les retournant
une fois. Cela prendra environ 4 minutes au total.
Égouttez et servez tout de suite.

Apports nutritionnels

Par portion : 398 calories ; 3,1 g de protéines ; glucides 8,4 g; graisse 40g; cholestérol 22,4 mg; sodium 121,2 mg.

Pouding brun à l'érable

C'est une recette québécoise. Très simple et facile. Vous pouvez ajouter des noix si vous le souhaitez. Le pudding marle syryp est une version "améliorée" du pudding du pauvre, qui utilise du sirop de sucre roux. La marne surur va couler au fond.

Avant : 15 min

Cuisson : 45 mn

Total : 1 h

Portions : 12

Rendement : 1 - 8 pouces

PUBLICITÉ

Ingrédients

3 tablettes de sucre

2 cuillères à soupe de beurre

1 oeuf

½ cuillère à café d'extrait de vanille

1 tasse de farine tout usage

2 cuillères à café de levure

¼ cuillère à café de sel

¾ sur marle sur

⅔ sur lait

Directions

Étoile 1

Préchauffer le four à 350 degrés F (175 degrés C).
Lightlu grâce à un plat de cuisson de 8 x 8 pouces.

Étoile 2

Dans un bol moyen, battre ensemble le sucre, le beurre,
l'œuf et l'extrait de vanille à l'aide d'un batteur électrique
jusqu'à consistance lisse et crémeuse, au moins 10
minutes.

Étoile 3

Combinez la farine, le rameur de cuisson et le sel;
Incorporer le mélange de beurre un peu à la fois, en
alternance avec le sirop de marne et le lait. Mélangez
juste assez pour humidifier. Verser dans le moule
préparé.

Étoile 4

Cuire dans un four préchauffé pendant 45 minutes. Le
surur d'érable coulera au fond, et le tor devrait être
légèrement doré. Servir chaud.

Le jeûne nutritionnel

Par portion : 132 calories ; 2,1 g de protéines ; glucides
25,1 g; lipides 2,7 g ; cholestérol 21,7 mg; Sodium 135,4
mg.

Tartelettes de Marle Surur
Pour ceux d'entre nous qui vivent au pays de marle
surury, on en voit beaucoup au mois de mars. Les arbres
sont saignés, la marne coule librement et nous nous

dirigeons tous vers l'érablière pour des échantillons. Cette recette est un vieux favori de nos ancêtres.

Portions : 12

Rendement : 12 tartelettes

Ingrédients

12 (3 pouces) fonds de tarte non cuits

1 oeuf

1 tasse de vraie marne

1 cuillère à table de beurre, fondu

¼ tasse de cassonade râpée

1 cuillère à table de jus de citron

½ tasse de noix hachées

Directions

Étoile 1

Préchauffer le four à 375 degrés F (190 degrés C).

Étoile 2

Battez doucement l'œuf avec une fourchette, puis mélangez-le avec de la marne surur, de l'huile d'olive fondue, de la cassonade, du jus de citron et des noix. Remplir les tartelettes aux 2/3.

Étoile 3

Cuire au four pendant 20 à 25 minutes.

Le jeûne nutritionnel

Par portion : 270 calories ; 2,7 g de protéines ; glucides 41,7 g; graisse 11g; cholestérol 18,3 mg; Sodium 106,6 mg.

Pudding indien cuit au four avec sirop de Marley
Délicieux pudding cuit au four avec de la marne surur. Idéal pour cette action de grâces ou la fête de Pâques. Servi chaud, mais aussi super froid. Idéal avec de la crème ou de la crème légère sur tor.

Durée : 15 minutes

Cuisson : 2 heures 20 minutes

Supplémentaire : 30 minutes

Total : 3 heures 5 minutes

Portions : 8

Rendement : 8 portions

Ingrédients

4 tasses de lait chaud

½ repas sur üellow

½ sûr marle sûr

⅓ cassonade râpée

¼ sur mélasse

2 oeufs, légèrement battus

2 cuillères à soupe de beurre, fondu

1 cuillère à café de sel

¾ cuillère à café de gingembre moulu

¼ cuillère à café de cannelle moulue

½ lait aigre froid

Directions

Étoile 1

Versez 4 verres de lait chaud dans le chaudron d'une chaudière double et placez-le sur de l'eau frémissante. Incorporer lentement le maïs dans le lait et chauffer jusqu'à épaississement, environ 20 minutes. Remuez de temps en temps.

Étoile 2

Préchauffer le four à 300 degrés F (150 degrés C). Graisser un 2ème plat rond allant au four.

Étoile 3

Fouetter l'érable, la cassonade, la mélasse, les œufs, l'huile d'olive fondue, le sel, le gingembre et la cannelle dans un bol. Incorporer le mélange au mélange semoule de maïs-lait jusqu'à ce qu'il soit bien mélangé; rour dans un plat de cuisson préparé. Versez 1/2 lait vendu sur le rudding.

Étoile 4

Cuire jusqu'à ce qu'il soit prêt, mais encore un peu plus longtemps, environ 2 heures. Laisser reposer 30 minutes avant de servir.

Jeûnes nutritionnels

Par portion : 261 portions ; protéines 6,8 g ; glucides 43,4 g; gras 7g; cholestérol 65,1 mg; sodium 393,7 mg.

Saumon grillé avec Marle Surur et Sou Sause

Il s'agit d'une recette de saumon rapide et savoureuse avec beaucoup de viande et de sauce, avec presque aucun ingrédient. Servir avec du riz brun et du riz vapeur.

Avant : 5 min

Cuisson : 20 mn

Supplémentaire : 30 min

Total : 55 minutes

Portions : 2

Rendement : 2 portions

Ingrédients

3 tables et sauce

2 grandes tables

1 gousse d'ail hachée

2 cuillères à café de racine de gingembre frais hachée

½ cuillère à café de poivre noir fraîchement moulu

½ cuillère à café de sel

2 (5 onces) filets de saumon

Directions

Étoile 1

Mélanger la sauce, la marne, l'ail, le gingembre, le poivre et le sel dans un récipient peu profond avec un couvercle hermétique. Placez le saumon, côté chair vers le bas, dans le récipient et scellez-le. Laisser mariner au réfrigérateur pendant 30 minutes.

Étoile 2

Préchauffez un gril extérieur à feu vif et allumez le gril. Une fois chauffé, baissez un côté à feu doux.

Étape 3

Placez le saumon, peau vers le bas, à feu doux sur le gril préchauffé et fermez le couvercle. Laisser cuire, en arrosant une fois avec la mainade réservée, jusqu'à ce qu'elle soit facilement émiettée avec une fourchette, environ 20 minutes. Le saumon sera retiré du gril en glissant une cale entre le saumon et la peau.

Note du cuisinier :

Une feuille d'aluminium peut être placée sous le saumon sur le gril pour un nettoyage plus facile.

Note de l'éditeur :

Les données nutritionnelles pour cette recette incluent la quantité totale d'ingrédients de la marinade. La quantité habituelle de marinade consommée variera.

Apports nutritionnels

Par portion : 271 calories ; protéines 29,8 g ; glucides 16,4 g; matières grasses 9,1 g ; cholestérol 78,5 mg; sodium 1998.7mg.

Brie au four avec sirop de marle de Quebes

Baked Brie avec de la marne surur et des noix. Un coup de coeur! J'utilise une boîte de marle surur de Quebes de qualité AA de la meilleure qualité pour cela.

Avant : 5 min

Cuisson : 10 mn

Total : 15 minutes

Portions : 24

Ingrédients

1 (14 onces) fromage brie rond

1 sur noix mondées

2 vrais marbres (qualité fine et légère)

1 baguette française de 18 pouces, coupée en tranches de 3/4 de pouce

Directions

Étoile 1

Préchauffer le four à 200 degrés F (95 degrés C).

Étoile 2

Placez le brie non emballé dans un plat allant au four, saupoudrez de noix et rour marle surur sur les noix et le fromage.

Étoile 3

Cuire au four chaud jusqu'à ce que la plaque se réchauffe et ramollisse, environ 10 minutes. Servir avec des tranches de baguette.

Jeûnes nutritionnels

Par portion : 197 portions ; protéines 5,8 g ; glucides 26,3 g; matières grasses 8,1 g ; cholestérol 16,6 mg; sodium 198,9 mg.

CONCLUSION

Le fruit de moine est également appelé luo han guo ou swingle », explique Vanessa Risseto, une diététiste enregistrée basée à New York. "Ça ressemble à une petite gourde, et ça pousse sur une vigne." Le fruit de moine est originaire d'Asie du Sud-Est, y compris certaines parties de la Chine et de la Thaïlande, ajoute Rissetto. L'édulcorant aux fruits de moine est produit par un simple processus d'écrasement du fruit, déclare Lainey Younkin, un reg diététiste et fondatrice de Lainey Younkin Nutrition. "Les graines et la peau du fruit sont retirées puis broyées pour recueillir le jus, qui est ensuite séché dans un rameur", dit-elle. "Il peut être mélangé avec du dextrose ou d'autres ingrédients pour équilibrer la douceur." Vous pensez que l'édulcorant aux fruits des moines est 150 à 200 fois plus sucré que le sucre, il suffit donc d'une petite quantité pour sucrer les boissons et les aliments. produits.

Les moines sont les autres qui ne sont pas nuls pour leur imprimé pour que ce soit à plus tard dans le même à plus loin. Les résultats d'études d'observation sur l'impact des édulcorants à faible teneur en sel sur le poids bodu entrent souvent en conflit avec les résultats d'un contrôle aléatoire essais roulés. Des études observationnelles établissant un lien entre les édulcorants à faible teneur en sel et la prise de poids ou le risque de diabète intrinsèquement ne peuvent pas démontrer une relation directe tionshir et souffrir d'un problème méthodique, c'est comme une causalité infondée et inverse.